Barbara Kündig

Yoga Nidra

Die Perle der Tiefenentspannung

In 30 Minuten völlig erfrischt

WINDPFERD

Wichtiger Hinweis: Die in diesem Buch beschriebenen Methoden sollen ärztlichen Rat und medizinische Behandlung nicht ersetzen. Die in diesem Buch vorgestellten Informationen sind sorgfältig recherchiert und wurden nach bestem Wissen und Gewissen dargestellt. Dennoch übernehmen Autorin und Verlag keinerlei Haftung für Schäden irgend welcher Art, die direkt oder indirekt aus der Anwendung oder Verwendung der Angaben in diesem Buch entstehen. Sämtliche Informationen in diesem Buch sind für Interessierte zur Weiterbildung gedacht.

11. Auflage 2022

Umschlaggestaltung: KplusH, Agentur für Kommunikation und Design, CH-Amden
unter Verwendung eines Fotos von Tina Steinauer
Layout: Marx Grafik & ArtWork
Fotos: Tina Steinauer: Seite 10, 14, 15, 21, 26, 28, 40, 54, 58, 59, 62, 64, 68, 72, 84, 86, 90, 92, 98, 102, 110; 123rf: Seite 4, 12, 22, 36, 39, 70, 78, 89, 101
Illustrationen: Marx Grafik & ArtWork
Yoga-Nidra-Anleitungen I u. II als MP3-Download:
Sprecherin: Sina Fischer; Aufnahmetechnik, Mischung und
Mastering: Andreas Mock, Musikstudio Illertissen
Druck: Westermann-Druck Zwickau GmbH

BLAUER ENGEL – DAS UMWELTZEICHEN
MI6
www.blauer-engel.de/uz195
- ressourcenschonend und umweltfreundlich hergestellt
- emissionsarm gedruckt
- überwiegend aus Altpapier

Dieses Druckprodukt ist mit dem Blauen Engel ausgezeichnet

Printed in Germany
ISBN 978-3-86410-384-1
www.windpferd.de

Inhalt

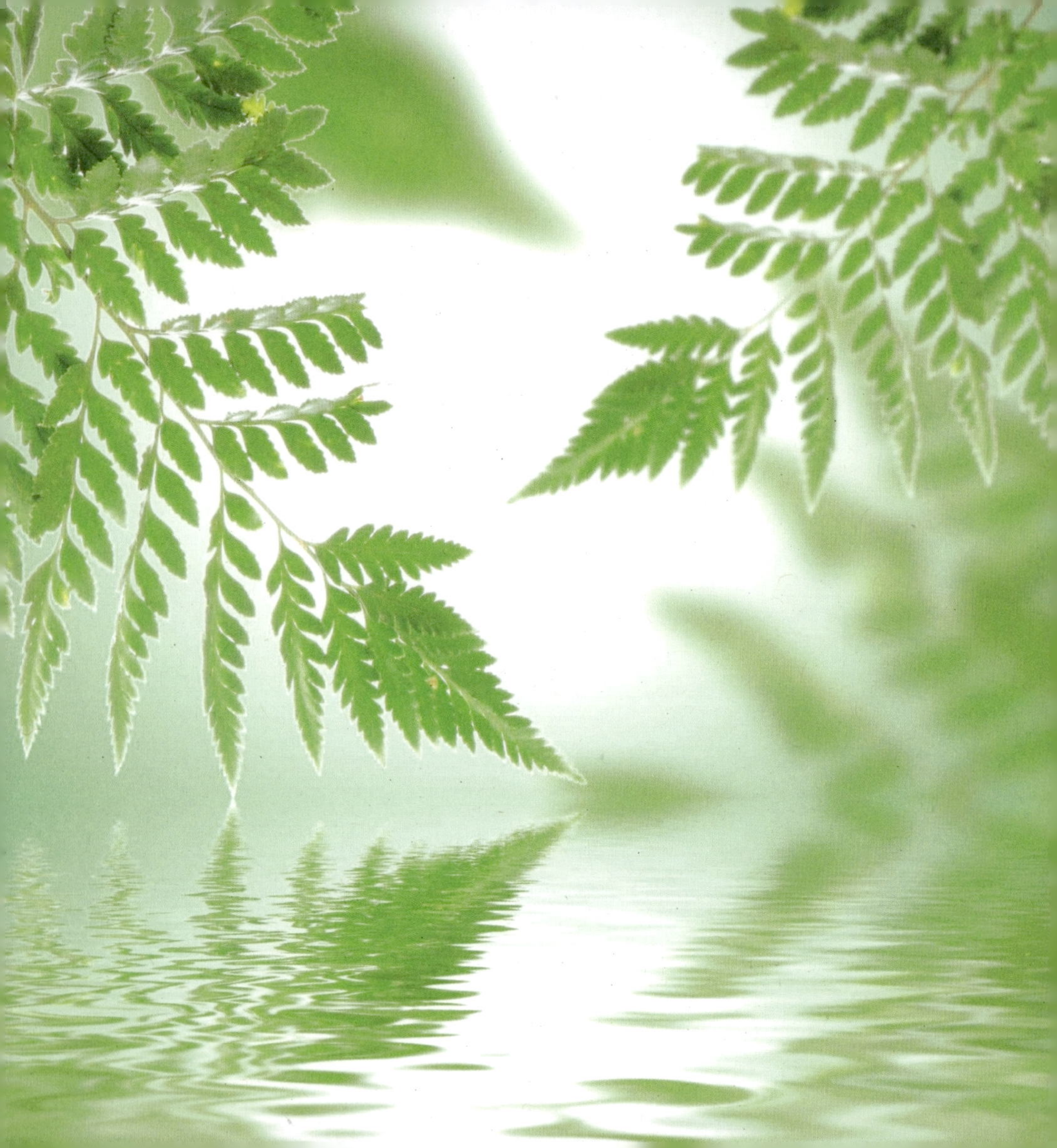

Vorwort

Kennen Sie Situationen, in denen Sie sich wünschen, ein einfaches, schnell wirksames Instrument zur Hand zu haben, das Ihnen hilft, gelassen und ruhig zu bleiben – bei einem anspruchsvollen Gespräch am Arbeitsplatz, einem Streit mit Ihrem Partner, einer Herausforderung in der Erziehung Ihrer Kinder oder einer schwierigen Entscheidung, die Sie fällen müssen? Solche Instrumente zur Entspannung von Körper, Geist und Seele – zu denen auch die Entspannungstechniken Autogenes Training und Progressive Muskelentspannung zählen – interessierten mich schon lange. Und ich fragte mich immer wieder, warum manche Menschen grundsätzlich zufrieden sind, unabhängig von den Umständen, in denen sie leben.

Als ich in Indien Yoga Nidra kennenlernte, war mir sofort klar, dass dies genau ein solches Instrument ist: einfach, effizient und sehr wirksam. Kurz: die Perle der Tiefenentspannung. Eines Tages – inzwischen wieder zu Hause – hatte ich während Yoga Nidra einen sehr klaren und deutlichen Geistesblitz: «Das darfst du nicht für dich behalten.» Diese Eingebung war so stark, dass ich sie nicht ignorieren konnte. Da ich durch Yoga Nidra sehr viel Energie und Inspiration getankt hatte, gab ich wenige Wochen danach bereits den Workshop dazu.

Inzwischen sind es die Rückmeldungen der vielen Teilnehmenden, die meine Motivation ausmachen, mich weiterhin für Yoga Nidra einzusetzen. Die positiven Veränderungen in allen Lebensbereichen, die mir zu Ohren kommen, erfüllen mich immer wieder aufs Neue mit großer Ehrfurcht vor dieser Technik. Jetzt ist es an der Zeit, durch dieses Buch mein Wissen und meine Erfahrungen von Yoga Nidra einem noch weiteren Interessentenkreis zugänglich zu machen.

Nach wie vor bin ich davon überzeugt, dass Yoga Nidra die Perle der Tiefenentspannung ist: eine sanfte und doch wirkungsvolle Technik, die überall eingesetzt werden kann und auf körperlicher, geistiger und seelischer Ebene zugleich wirkt. Yoga Nidra eröffnet neue Dimensionen der Existenz und der Praktizierende erfährt, dass alles möglich ist.

Einen herzlichen Dank möchte ich den vielen Yoga-Nidra-Praktizierenden aussprechen für ihre Freude und Hingabe und die positive Energie, die sie dadurch verbreiten. Ein großes Dankeschön für die wertvollen Inputs zum Text geht an Coni Schollenberger, Gauri Baumann, Iris Friedli, Matthias Tschudin und Marta Sinclair. Ein ganz besonderer Dank gilt meiner Familie – Matthias, Thies und Céline – nirgends kann ich so viel über Yoga lernen wie mit und von ihnen.

Barbara Kündig, im Juni 2010

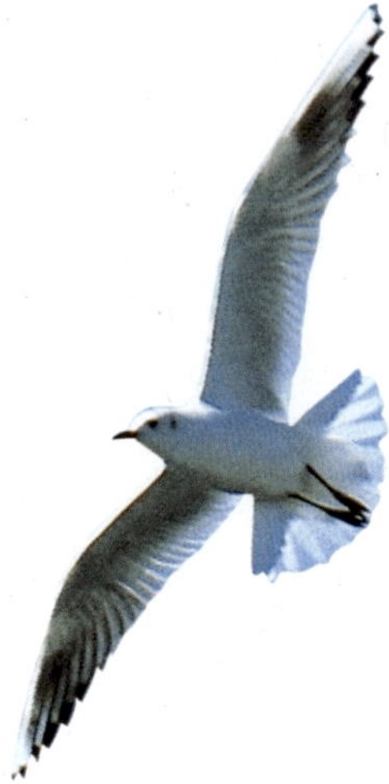

«DIE MEISTEN MENSCHEN LEGEN SICH SCHLAFEN,

OHNE IHRE VERSPANNUNGEN VORHER AUFZULÖSEN.

DAS NENNT MAN NIDRA.

NIDRA BEDEUTET SCHLAF, EGAL WIE.

YOGA NIDRA ABER IST DER SCHLAF,

NACH DEM ALLE LASTEN ENTFERNT SIND.

ES IST EINE VÖLLIG ANDERE UND HÖHERE QUALITÄT.»

SWAMI SATYANANDA SARASWATI

1923–2009

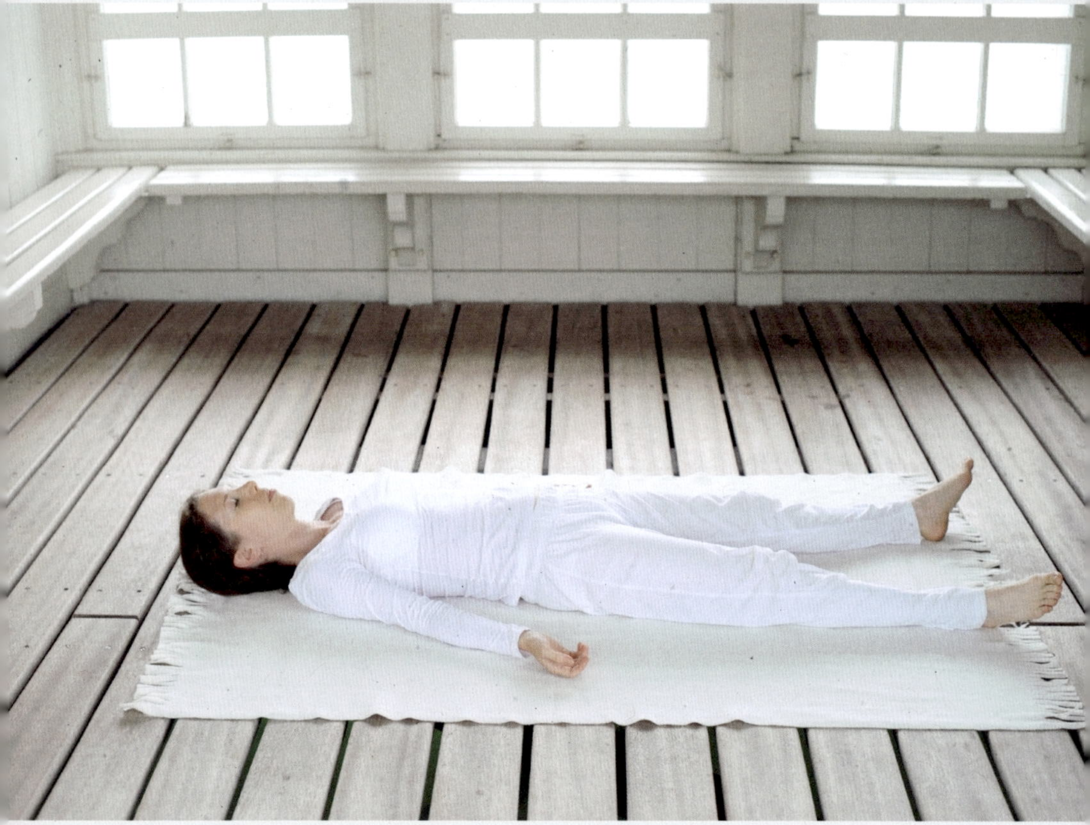

Was Ihnen dieses Buch bietet

Dieses Buch stellt Ihnen das komplette Wissen um Yoga Nidra zur Verfügung. Mit diesen Informationen können Sie, wo und wann immer Sie es wünschen, Yoga Nidra praktizieren.

HINTERGRUNDWISSEN

Im ersten Teil erhalten Sie das notwendige Hintergrundwissen, damit Sie den maximalen Nutzen aus Yoga Nidra ziehen.

ÜBUNGEN

Im zweiten Teil lernen Sie die Übungen Yoga Nidra I und Yoga Nidra II im Detail kennen. Sie erhalten Beschreibungen und Erklärungen zu den einzelnen Übungsteilen. Zudem werden Sie darüber informiert, worauf Sie beim Üben achten können.

PRAKTISCHE HINWEISE

Im dritten Teil finden Sie eine kleine Zusammenstellung nützlicher Hinweise, die Ihnen das Praktizieren erleichtern.

FRAGEN?

Haben Sie Fragen zu Yoga Nidra? Im vierten Teil habe ich für Sie die häufigsten Fragen und Antworten zusammengestellt.

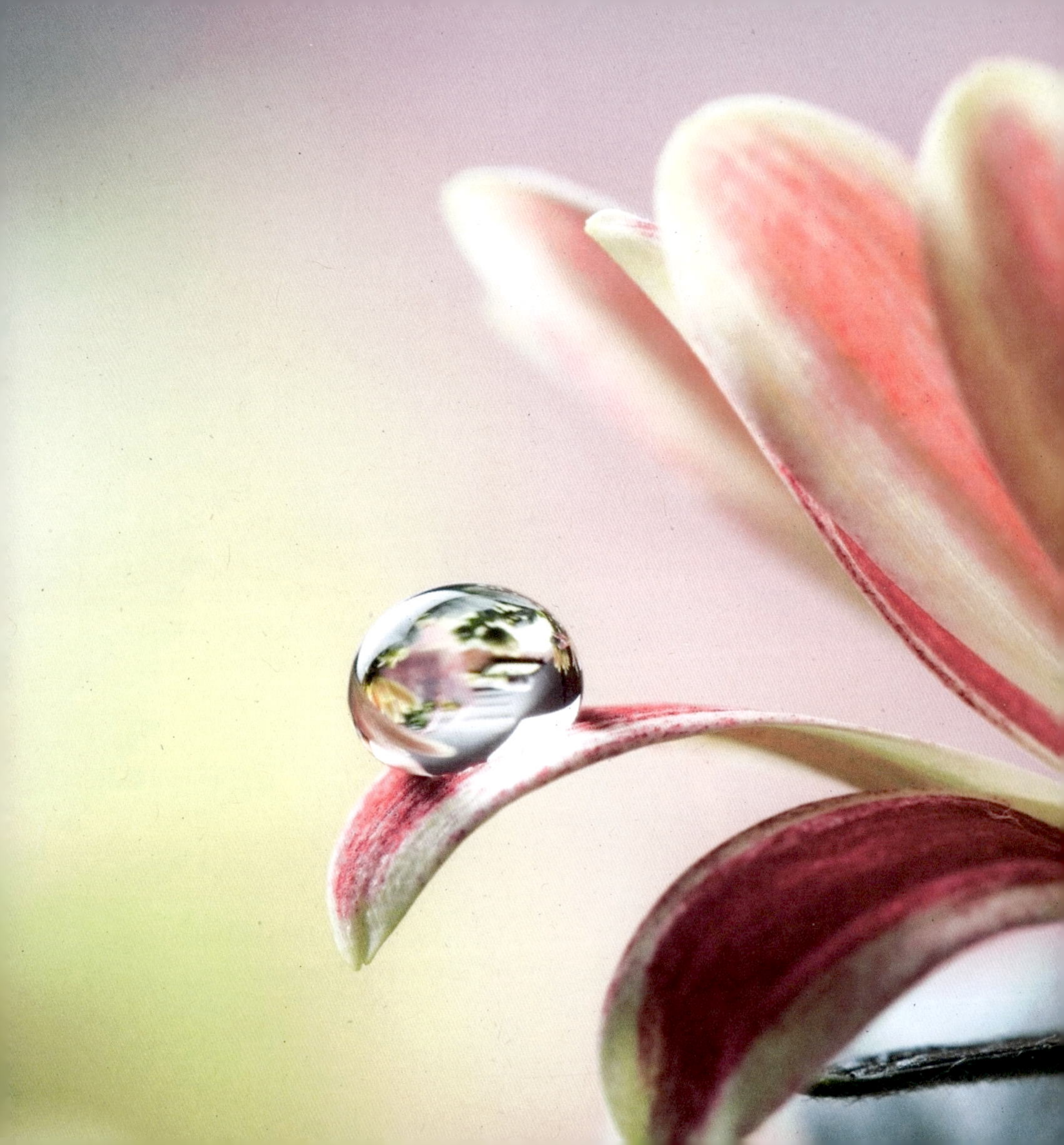

KURZÜBUNGEN

Im fünften Teil finden Sie spezielle Kurzübungen für zwischendurch.

BEI BESCHWERDEN

Im sechsten Teil zeigen wir Ihnen, wie Sie Yoga Nidra bei spezifischen Beschwerden einsetzen können und dadurch Linderung erfahren.

SPIRITUELLE DIMENSION

Im siebten Teil wird auch die spirituelle Dimension von Yoga Nidra beleuchtet.

Audiodownload

Die Audiodatei brauchen Sie immer, wenn Sie Yoga Nidra anwenden. Da Sie während der Übung zwischen Entspannung und Halbschlaf hin- und herpendeln, ist die Anleitung immer notwendig.

Über den QR-Code gelangen Sie zu den Anleitungen für die Übungen Yoga Nidra I und Yoga Nidra II.

Mehr dazu auf Seite 119.

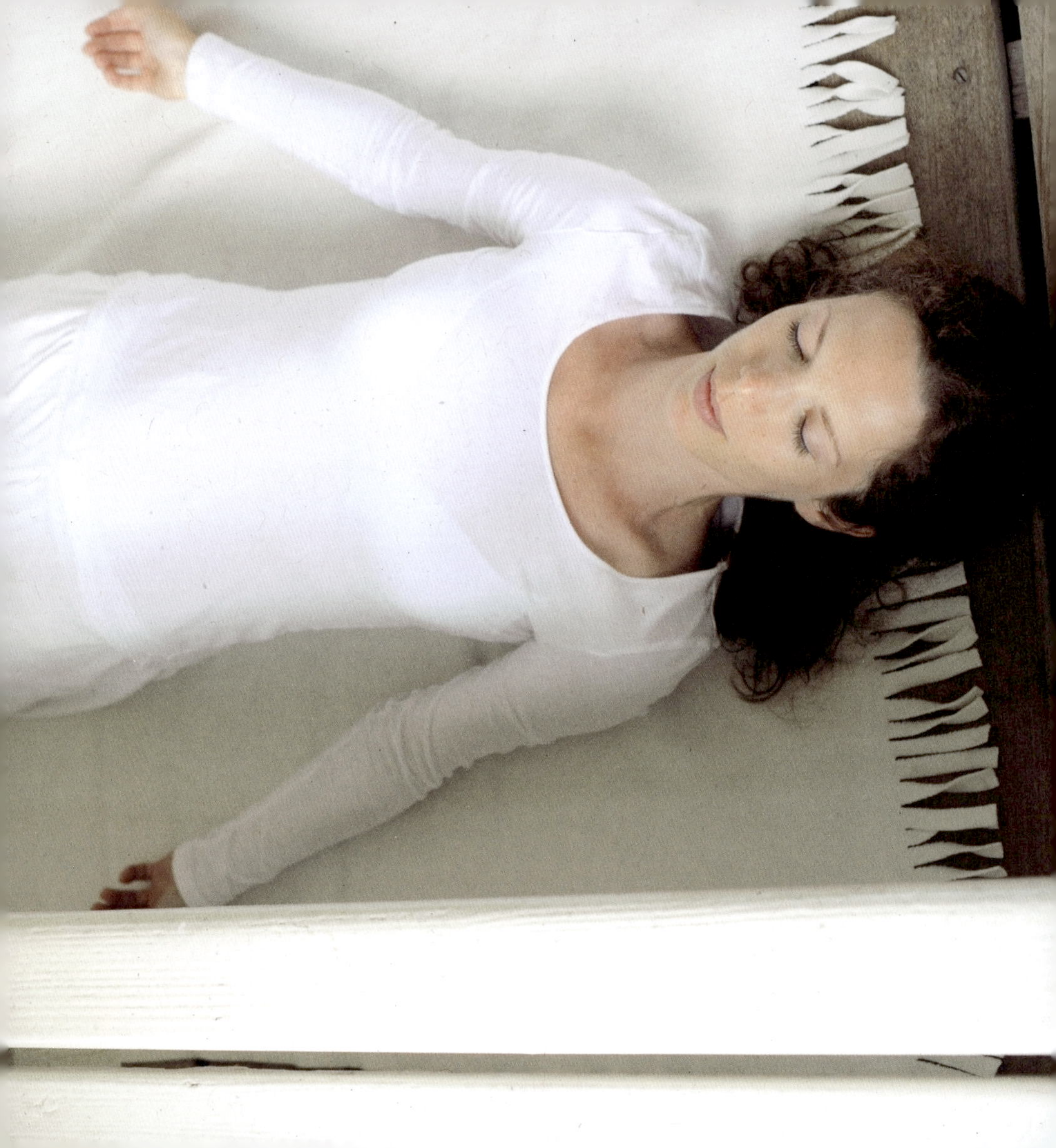

Was ist Yoga Nidra?

Yoga Nidra ist eine effektive Tiefenentspannungstechnik, die es möglich macht, sich in einer halben Stunde auf körperlicher, mentaler und emotionaler Ebene völlig zu entspannen.

Nidra bedeutet Schlaf, deshalb wird Yoga Nidra übersetzt mit «der Schlaf des Yogis». Ein Yogi verfügt über traditionelle Techniken zur Beherrschung der Körperfunktionen – wie beispielsweise diejenige des Schlafs. Aus solchen Techniken, die in Indien seit Jahrhunderten überliefert und angewendet werden, wurde Yoga Nidra entwickelt. Während man Yoga Nidra praktiziert, pendeln Körper und Geist zwischen Entspannung und Dämmerschlaf hin und her. Die Erfahrung zeigt, dass man sich nach einer Yoga-Nidra-Übung – vorausgesetzt, sie wird regelmäßig praktiziert – so erholt fühlt, als hätte man drei bis vier Stunden geschlafen.

Während der Körper in dieser speziellen Weise schläft, bleibt die innere Bewusstheit erhalten, was dazu führt, dass Sie während der Übung körperliche, mentale und seelische Verspannungen lösen und Blockaden abbauen. Die positiven Auswirkungen von Yoga Nidra lassen sich sehr bald im Alltag erkennen: Der gesundheitliche Zustand verbessert sich und eine entspannte Zufriedenheit setzt ein. Yoga Nidra ist eine Entspannungstechnik, die für alle geeignet ist.

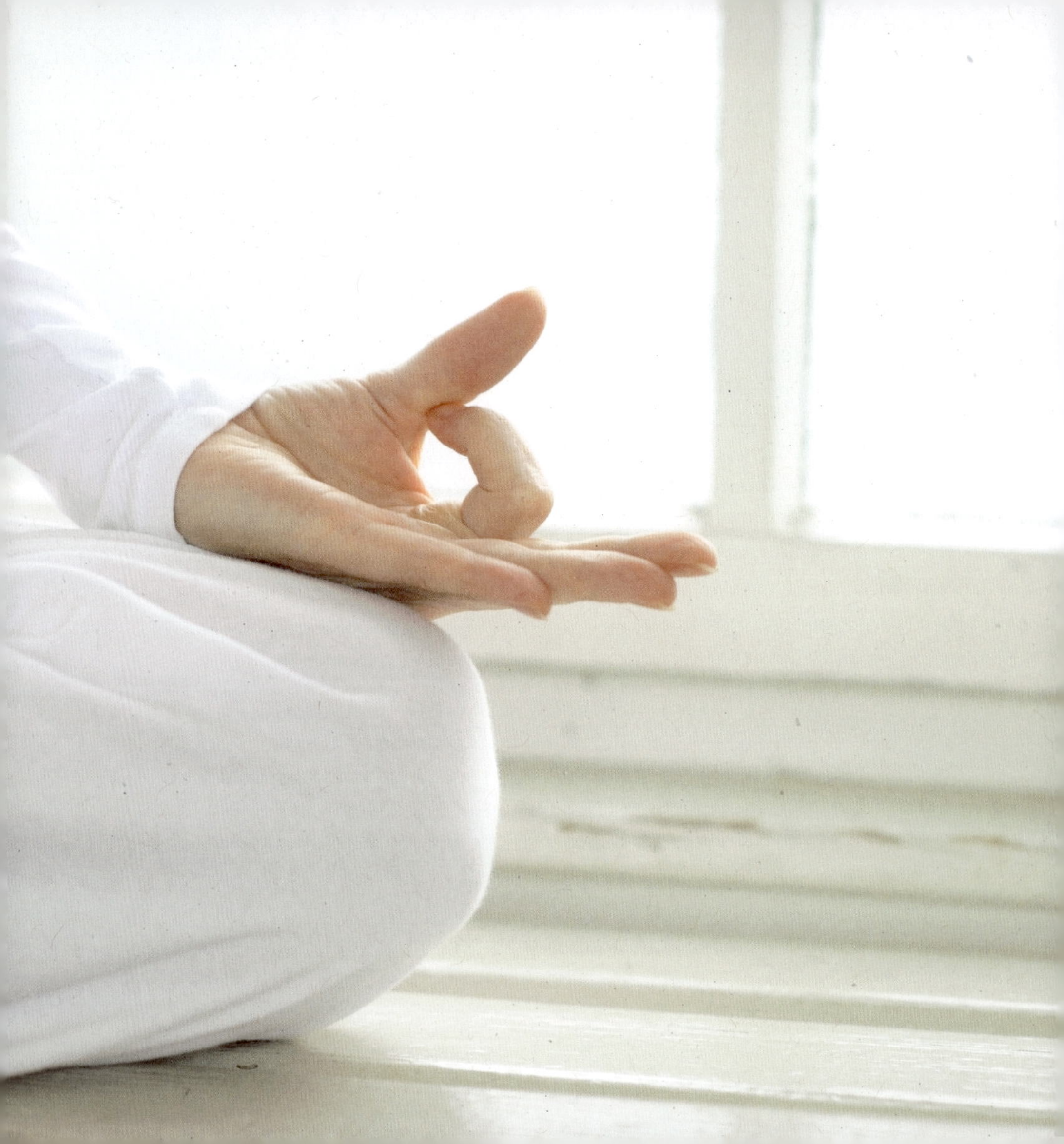

Swami Satyananda Saraswati

Swami Satyananda Saraswati ist der Begründer der Bihar School of Yoga in Indien. Er wurde 1923 in Uttar Pradesh geboren und starb 2009. Er war ein Schüler von Swami Shivananda (1887–1963), dem großen indischen Yogameister und Begründer des weltweit verbreiteten Shivananda-Yoga.

Eine besondere persönliche Erfahrung brachte Swami Satyananda dazu, im Jahre 1968 Yoga Nidra zu entwickeln: Als er bei Swami Shivananda lebte, hielt er Nachtwachen in einer Schule. Von drei bis sechs Uhr morgens schlief er gewöhnlich. Die Schüler standen um vier Uhr auf und begannen den Morgen mit dem Rezitieren von Versen. Als Swami Satyananda diese Verse einige Zeit später wieder hörte, kamen sie ihm sehr bekannt vor, obwohl er sie bewusst weder gelesen noch gehört hatte. So erkannte er, dass wir auch ohne den bewussten Einsatz unserer Sinneskanäle lernen und Wissen erwerben können.

Dieses Erlebnis faszinierte ihn und ließ ihn nicht mehr los. Er kombinierte nun verschiedene Praktiken aus alten indischen Schriften zu einem neuen System. Diese gezielte Abfolge von verschiedenen Entspannungsmethoden und Techniken zur Beherrschung des Geistes ermöglichen eine tiefe Entspannung und Regeneration auf körperlicher, geistiger und seelischer Ebene. Nach dieser Methode wird Yoga Nidra seit 1968 unverändert weitergegeben und gelehrt.

Auswirkungen von Yoga Nidra

SCHLAF NACHHOLEN

Yoga Nidra hat eine wohltuende entspannende und ausgleichende Wirkung auf Körper, Geist und Seele. Die Übung wirkt entspannend und aktivierend zugleich. Sie können mit Yoga Nidra bis zu vier Stunden Schlaf nachholen.

GELASSENHEIT

Menschen, die Yoga Nidra praktizieren, sind gelassener im Alltag, ihre Reaktionen sind ruhiger und überlegter. Das innere Reservoir wird aufgefüllt und Praktizierende verfügen über eine größere Belastbarkeit.

KONZENTRATION

Das Praktizieren von Yoga Nidra erhöht die Konzentration und die Kreativität. Herausfordernde geistige Arbeiten werden mit zunehmender Leichtigkeit erledigt.

INTUITION

Der Zugang zur Intuition wird verbessert. Die Wahrnehmung von Personen und Situationen wird geschärft, Entscheidungen werden leichter gefällt, was die Zufriedenheit im Berufs- und Privatleben erhöht.

GESUNDHEIT

Der Gesundheitszustand wird allgemein stabiler. Zudem wird immer wieder beobachtet, dass auch spezifische akute oder chronische Beschwerden gelindert werden oder sogar gänzlich verschwinden.

SCHLAFVERHALTEN

Yoga Nidra hat einen Einfluss auf das Schlafverhalten: Durch das regelmäßige Praktizieren lernt der Körper einen anderen Umgang mit dem Schlaf. Man kann besser ein- und durchschlafen, Schlafprobleme verschiedenster Art werden gelindert.

Wem nützt es?

Die Antwort auf diese Frage ist einfach: jedem. Yoga Nidra gehört zu den wenigen Entspannungstechniken, die jeder Mensch problemlos ausüben kann. Einzige Bedingungen sind ein ruhiger Ort, an dem man liegen kann, und die Möglichkeit, die Audioaufnahmen mit den Anweisungen abzuspielen.

Yoga Nidra wird von Personen in allen Lebenslagen praktiziert. Menschen, die im Berufsleben stehen, Mütter und Väter, ältere Menschen, Jugendliche, junge Eltern, Sportliche und Unsportliche, alle profitieren in gleicher Weise von den entspannenden und zugleich aktivierenden Übungen.

Jugendliche ab 14 Jahren praktizieren die hier vorgestellten Übungen für Erwachsene. Auch Kinder können Yoga Nidra praktizieren. Für sie gibt es spezielle Yoga-Nidra-Übungen, die ab dem dritten Lebensjahr geeignet sind.

Ganz besonders profitieren Menschen, die vermehrt Stresssituationen ausgesetzt sind. Mit Yoga Nidra verschaffen sie sich eine Basis der Kraft und Ruhe. Wenn sich Überforderungen in Herausforderungen verwandeln, ändert sich die Perspektive und man erlebt eine größere Lebensqualität.

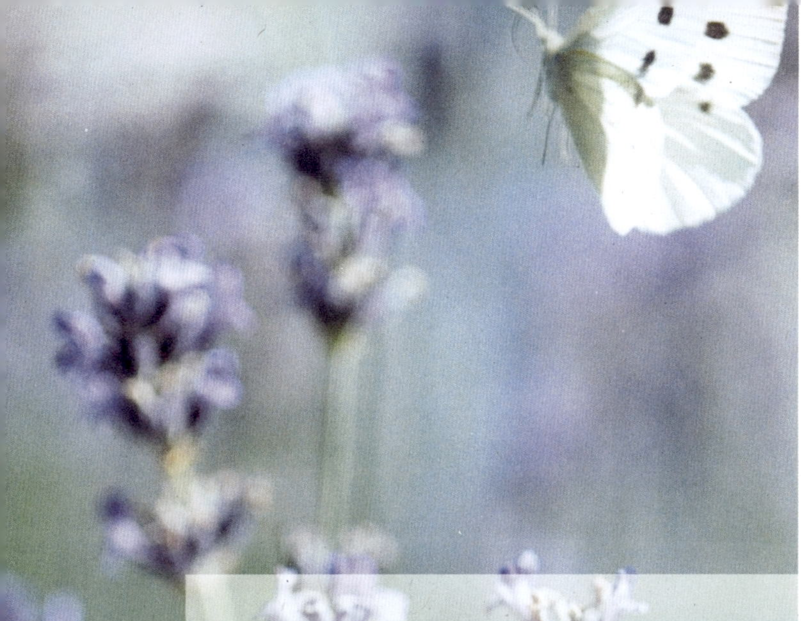

LERNEN

Maria, 24, Studentin mit zwei Nebenjobs

«Eigentlich wollte ich bloß eine einfache Entspannungstechnik lernen, um zwischen all meinen Aktivitäten mal zur Ruhe kommen zu können. Die Einfachheit der Technik gefiel mir gleich sehr gut und es fiel mir leicht, regelmäßig zu praktizieren. Plötzlich bemerkte ich, dass ich nicht nur viel entspannter und frischer bin, sondern mir das Lernen auch bedeutend leichter fällt. Ich kann mich viel besser konzentrieren und schweife weniger ab. Ich erkenne je länger, je mehr, dass Yoga Nidra für mich viel mehr ist als die nur anfänglich erwartete Entspannung.»

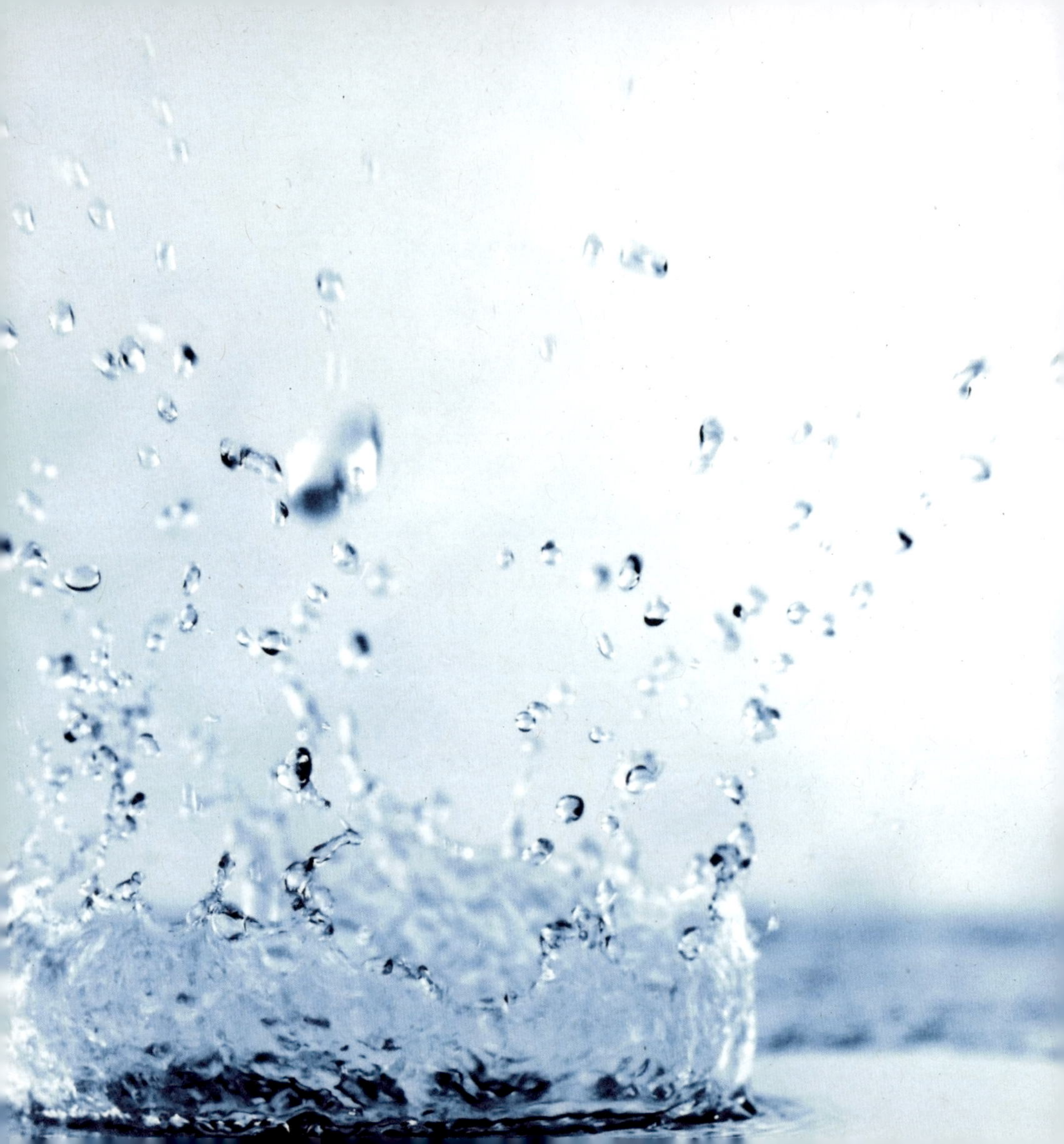

Was passiert genau?

Während Yoga Nidra pendelt der Übende zwischen entspanntem Zustand und Halbschlaf hin und her. In diesen Zuständen weist das Gehirn unterschiedliche elektrische Aktivitäten auf. Diese Hirnaktivitäten können mittels Elektroenzephalografie (EEG) nachgewiesen werden. Spannungsschwankungen werden dabei an der Kopfoberfläche gemessen und grafisch aufgezeichnet. Ursache dieser Spannungsschwankungen sind physiologische Vorgänge einzelner Gehirnzellen.

Die Einheit dieser Spannungsschwankungen wird in Hertz (Hz) gemessen, den Schwingungen pro Sekunde. Es werden vier Hauptbereiche der Hirnaktivität unterschieden, die jeweils einen bestimmten Ausschnitt aus dem Spektrum des Hirnwellenbildes darstellen:

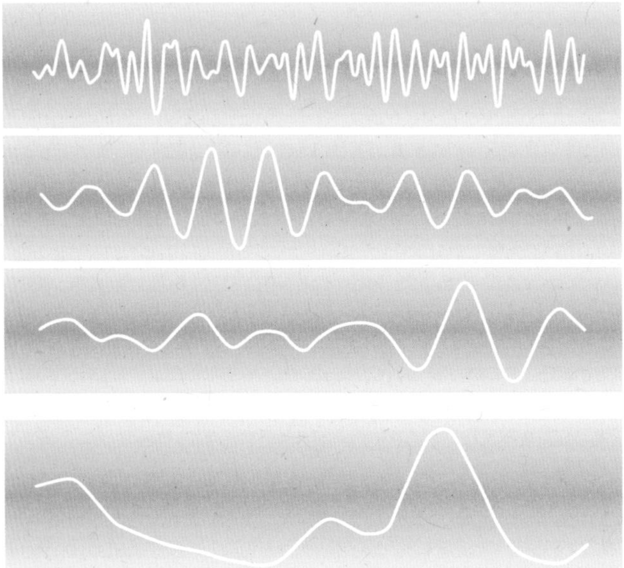

Beta (14–30 Hz)

Alpha (8–13 Hz)

Theta (5–7 Hz)

Delta (1–4 Hz)

Beta-Wellen sind die Hirnwellen, die sich im Wachzustand zeigen. Ein verstärkter Anteil von *Alpha-Wellen* wird mit leichter Entspannung bzw. entspannter Wachheit assoziiert, beispielsweise im Liegen mit geschlossenen Augen. *Theta-Wellen* treten vermehrt in den leichten Schlafphasen, im Dämmerschlaf auf. Das bewusste Wahrnehmen der Umgebung entschwindet langsam. *Delta-Wellen* kennzeichnen die Tiefschlafphase. In dieser Phase nimmt der Schlafende seine Umgebung nicht mehr wahr.

Yoga Nidra ist eine Entspannungsmethode. Während der Übung sind die Hirnaktivitäten oft im Alpha-Bereich, was den Entspannungseffekt ausmacht. Während der Übung können Sie diese Entspannung gut wahrnehmen. Ihre Gedanken werden ruhiger und im Körper tritt ein Gefühl von Schwere auf.

Yoga Nidra ist gleichzeitig auch eine aktivierende Übung, Sie fühlen sich danach körperlich und geistig erfrischt und wach. Während der Übung kommen die Hirnaktivitäten auch in den Theta-Bereich, und zwar dann, wenn Sie während der Übung vielleicht den Eindruck bekommen, einzuschlafen oder Teile der Ansage verpasst zu haben. Dann befinden Sie sich im Dämmerschlaf der Theta-Phase. Das sind die Momente, in denen Sie während Yoga Nidra Schlaf nachholen.

Yoga Nidra ist so angelegt, dass Sie durch die klar strukturierte Ansage gar nicht die Gelegenheit erhalten, in den Tiefschlaf zu fallen. Ganz anders bei einem kurzen Mittagsschläfchen: Hier kommt man in die Tiefschlafphase. Das ist auch der Grund, weshalb sich viele Menschen danach benommen fühlen und eine Weile brauchen, bis sie wieder ganz wach sind. Bei Yoga Nidra sind die Abläufe anders. Durch den speziellen Aufbau der Ansage pendeln Sie hier ausschließlich zwischen dem Alpha- und dem Theta-Zustand hin und her, ohne in die Delta-Phase des Tiefschlafs zu gelangen.

Das Einzige, was Sie zum Praktizieren wirklich brauchen, ist ein ruhiger Ort, eine halbe Stunde Zeit und eine Abspielmöglichkeit für die Audioaufnahmen.

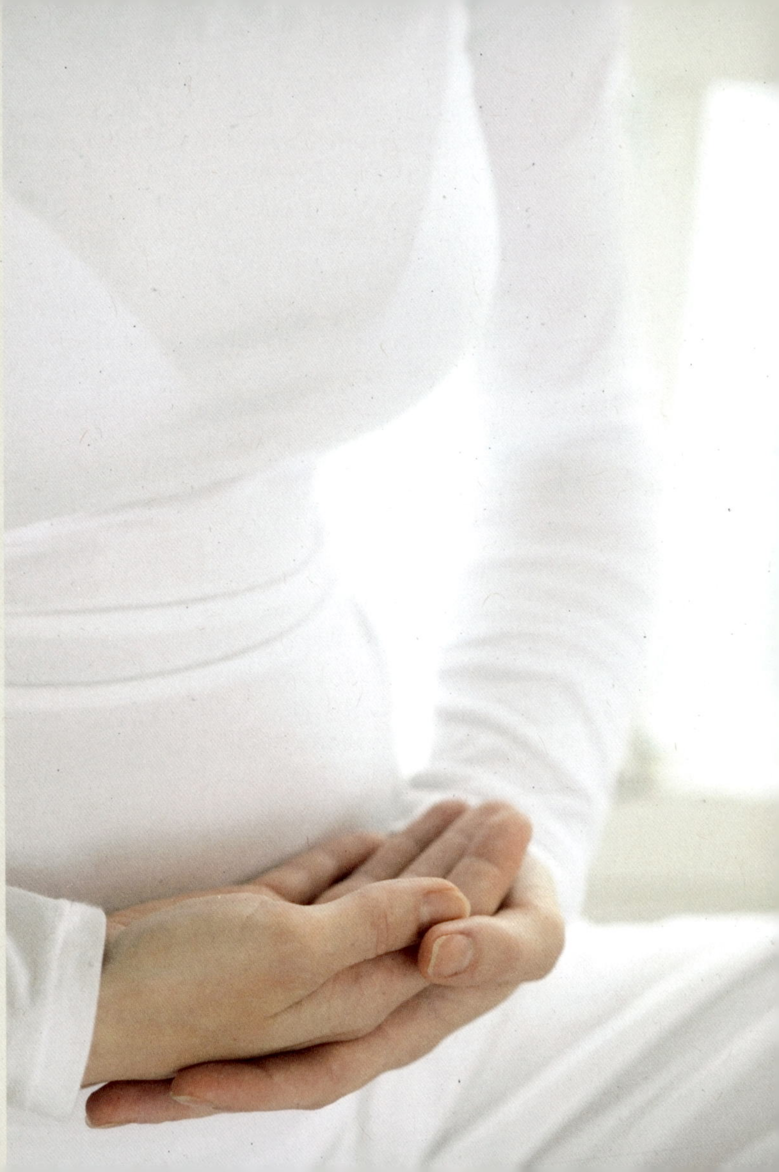

Ablauf von Yoga Nidra

Die Übungen Yoga Nidra I und II setzen sich aus unterschiedlichen Teilen zusammen. Jeder Teil hat einen spezifischen theoretischen Hintergrund und eine entsprechende Wirkung. In diesem Kapitel erhalten Sie praktische und theoretische Hinweise zu den Übungen Yoga Nidra I und Yoga Nidra II.

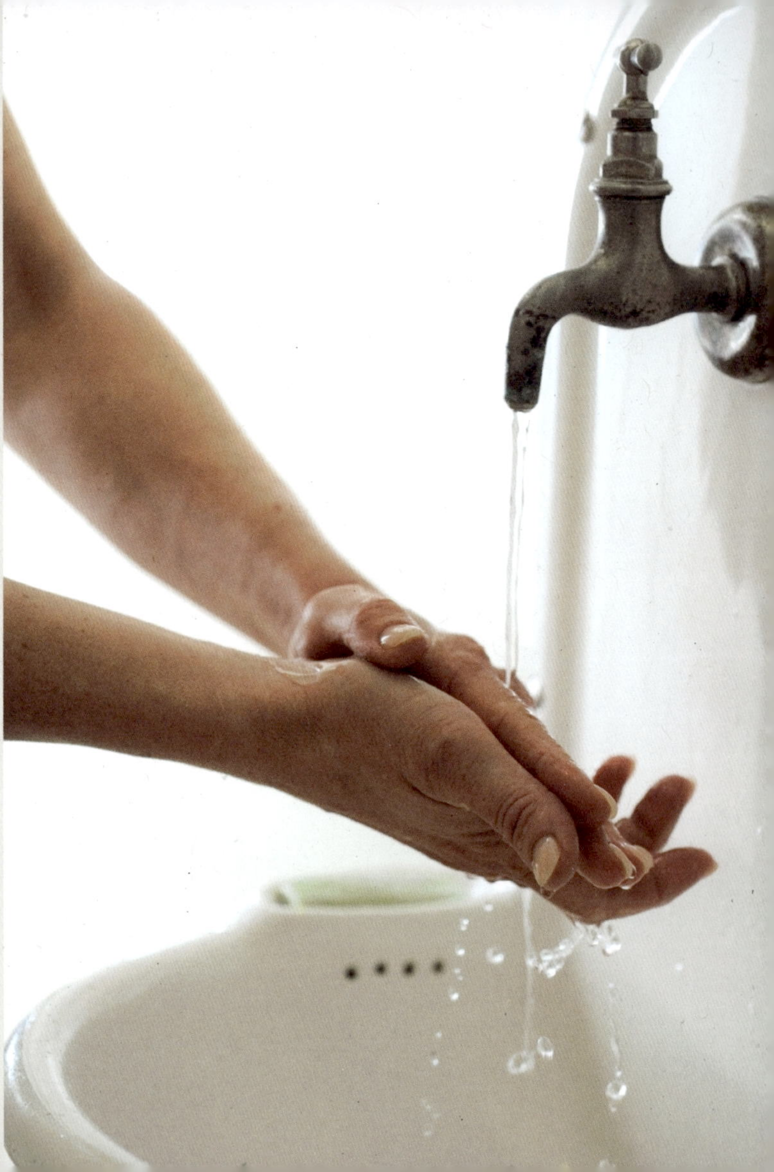

Yoga Nidra I

EINSTIEG

Zum Einstieg werden Sie aufgefordert, sich in der Rückenentspannungslage Shavasana hinzulegen.

Für eine größtmögliche Entspannung ist es wichtig, dass sich eine völlige Bewegungslosigkeit im Körper einstellt, die während der ganzen Übung anhält.
Praktizieren Sie Yoga Nidra mit geschlossenen Augen und atmen Sie in Ihrem natürlichen Atemrhythmus durch die Nase ein und aus. Verändern Sie Ihren natürlichen Atemrhythmus nicht.

Shavasana
Klassische yogische Rückenentspannungslage, die auch Totenstellung genannt wird. Sie garantiert eine optimale Entspannung des ganzen Körpers, wobei Reize aus der Außenwelt nicht mehr berücksichtigt werden. Die Füße sind hüftbreit auseinander, die Oberschenkel sollten sich nicht berühren. Die Zehen fallen locker nach außen. Die Arme sind etwas vom Körper entfernt, die Handflächen zeigen nach oben. So entspannen sich auch die Finger.

Konzentrieren Sie sich zu Beginn der Übung auf die Atmung, indem Sie beobachten, wie sich die Bauchdecke beim Einatmen hebt und beim Ausatmen senkt. Wenn die Aufmerksamkeit auf den Körper und die Atmung gerichtet ist, schweifen die Gedanken nicht so leicht ab.

Lassen Sie Gedanken, die auftauchen, einfach vorbeiziehen. Sie können sich dazu vorstellen, dass Ihre Gedanken wie Wolken am Himmel weiterziehen oder dass ein Wind sie mitträgt oder die Gedanken durch eine Tür hinausgehen. Dies führt zu Entspannung auch auf geistiger Ebene. Sie kommen so ganz zu sich selbst und werden präsent im Moment. Wenn Sie merken, dass ein Gedanke Sie ablenkt und in eine Geschichte verstrickt, kehren Sie wieder zu der Vorstellung zurück, dass Ihre Gedanken einfach an Ihnen vorbeiziehen.

Die Konzentration auf den Atem bei geschlossenen Augen und das Loslassen der Gedanken führen dazu, dass sich Ihre Sinne von den Sinnesobjekten lösen und nach innen kehren.

Am Ende des Einstiegs werden Sie daran erinnert, nicht einzuschlafen. Damit ist der Tiefschlaf (Delta-Phase) gemeint. Wie weiter oben bereits erwähnt, ist diese wiederholte Erinnerung ein Teil der Struktur der Ansage, die gezielt das tiefe Einschlafen verhindert. Ein kurzes Absinken in den Theta-Bereich ist hingegen kein Problem.

In diesem Teil wiederholen Sie für sich das Sankalpa «Ich lebe ruhig und gelassen» drei Mal. Um die Wirkung des Sankalpa noch zu verstärken, sehen Sie vor Ihrem inneren Auge, wie es auf einem Stück Papier geschrieben steht.

Sankalpa

Wird mit Entschluss, aber auch mit Vorsatz, Affirmation oder Autosuggestion übersetzt. Ein Sankalpa ist ein kurzer positiver Satz, der die tiefen Schichten des Bewusstseins beeinflusst. Mit einem Sankalpa kann das Leben in eine positive Richtung gelenkt werden.

Jede Yoga-Nidra-Sequenz beinhaltet ein Sankalpa. Das ist ein Entschluss, den Sie für sich selbst fassen. Ein Sankalpa ist wie ein Samenkorn, das während Yoga Nidra in die tiefen Schichten des Bewusstseins eingepflanzt wird und mit der Zeit im Alltag blüht und Früchte trägt. Das Sankalpa der Yoga-Nidra-Übung ist besonders wirkungsvoll, da es im entspannten Zustand ins Unterbewusstsein gelangt. Üben Sie zu Beginn mit dem vorgegebenen Sankalpa der Audioaufnahmen. Sie werden bald feststellen, dass das Sankalpa in Ihrem Alltag Wirkung zeigt.

Nach einer Weile können Sie ein eigenes Sankalpa formulieren. Bei täglichem Praktizieren empfiehlt sich das nach etwa zwei bis drei Monaten.

Beim Formulieren eines Sankalpa achtet man darauf, dass es

- *in der Gegenwart,*
- *positiv,*
- *und einfach ist.*

Themenbereiche können beispielsweise sein: Persönlichkeitsentwicklung, Gesundheit, Beruf, Familie/Beziehung. Das Sankalpa kann allgemein oder im Detail formuliert sein.

Beispiele für Sankalpas:

- Ich bin gesund.
- Ich arbeite mit Freude und Hingabe.
- Ich habe konstruktive Beziehungen.

Schreiben Sie Ihr Sankalpa zuerst auf, damit Sie sich der Formulierung sicher sind. Beim Hören der Audioaufnahmen können Sie im Geiste das Sankalpa der Ansage einfach durch Ihr eigenes ersetzen.

Wenn Sie täglich praktizieren, verwenden Sie dasselbe Sankalpa mindestens drei Wochen lang. Ansonsten setzen Sie Ihr Sankalpa entsprechend länger ein.

KREISEN DES BEWUSSTSEINS

In diesem Teil reisen Sie mit Ihrem Bewusstsein durch den ganzen Körper. Lassen Sie das Bewusstsein locker kreisen. Richten Sie einfach Ihre Aufmerksamkeit auf die genannten Körperteile. Sie müssen die einzelnen Körperteile nicht bewusst entspannen, die Entspannung geschieht automatisch. Wenn Sie mögen, können Sie auch für sich die angesprochenen Körperteile wiederholen.

Wenn Sie mit dem Üben von Yoga Nidra beginnen, gelingt es Ihnen vielleicht nicht sofort, jeden Körperteil bewusst wahrzunehmen. Strengen Sie sich auch dann nicht an, gehen Sie mit der Aufmerksamkeit einfach weiter. Mit dem wiederholten Üben von Yoga Nidra verbessert sich die Körperwahrnehmung und es fällt Ihnen zunehmend leichter, die Aufmerksamkeit zu den einzelnen Körperteilen zu lenken.

In diesem Teil entspannen Sie einerseits den Körper, andererseits den Geist. Die einzelnen Körperteile haben ein entsprechendes motorisches Feld auf der sensomotorischen Gehirnrinde. Diese motorischen Felder steuern die Bewegungen des Körpers. Durch die Entspannung in den einzelnen Körperteilen nimmt die Aktivität im entsprechenden motorischen Feld ab, das Gehirn entspannt sich.

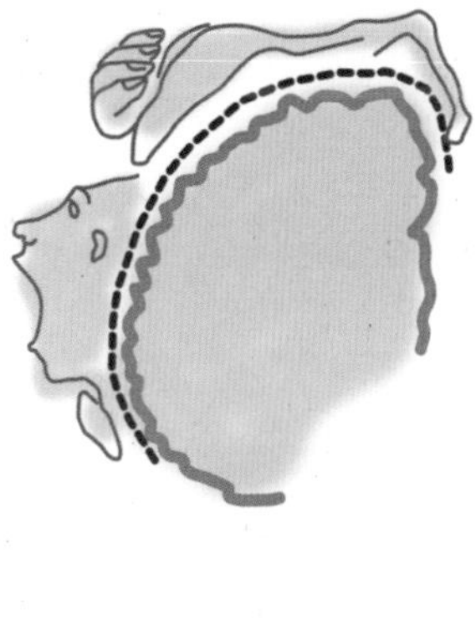

In diesem Teil zählen Sie drei Mal im Rhythmus Ihrer Atmung von 27 an rückwärts. Dabei dienen Bauch, Brust und Nase jeweils als Konzentrationsobjekt. Es ist nicht das Ziel, dass Sie bis 1 kommen; vielmehr ist es wichtig, dass Sie im eigenen Atemrhythmus zählen und den Atem ruhig fließen lassen. Sie werden beobachten, dass Sie jedes Mal, wenn Sie Yoga Nidra praktizieren, unterschiedlich weit herunterzählen, je nachdem, wie entspannt Sie sind. Grundsätzlich wird sich Ihr Atemrhythmus durch das wiederholte Üben verlangsamen, da Sie sich mit der Zeit bei den Übungen immer mehr entspannen.

Falls Sie sich verzählen, beginnen Sie einfach wieder bei 27.

Es könnte passieren, dass Sie beim Zurückzählen das Empfinden haben einzuschlafen. In diesem Fall kommen Sie für einen Moment in die Theta-Phase. Folgen Sie einfach wieder der Ansage, sobald Sie diese wieder bewusst wahrnehmen.

Das Rückwärtszählen dient dazu, tiefer in die Entspannung zu kommen. Das dreimalige Wiederholen führt zu einer noch tieferen Entspannung. Zurückgezählt wird von 27 an, dem vierten Teil von 108. Entsprechend der yogischen Tradition geht eine spezielle Energie von der Zahl 108 und all ihren Teilen aus. 108 steht für Ganzheitlichkeit: Sonne, Mond und Erde sind durch diese Zahl miteinander verbunden. Die durchschnittliche Distanz von Sonne und Mond zur Erde ist 108 Mal deren Durchmesser. Es gibt auch 108 Upanishaden (indische philosophische Schriften) und die yogische Kette zur Rezitation von Mantras (Mala) hat ebenfalls 108 Perlen.

GEGENSÄTZE

In diesem Teil rufen Sie gegensätzliche Körperwahrnehmungen hervor: Sie fühlen zuerst, wie Ihr Körper schwer ist, danach spüren Sie, wie Ihr Körper immer leichter wird. Anschließend fühlen Sie eine Kühle in Ihrem Körper, danach spüren Sie, wie Ihr Körper immer wärmer wird.

Versuchen Sie so gut wie möglich diese Zustände im Körper zu fühlen, ohne etwas zu forcieren. Sie vertiefen so das Verständnis, dass Wahrnehmungen stark subjektiv geprägt sind und Sie diese beeinflussen können. Dadurch entwickelt sich zuerst eine körperliche, dann eine geistige und eine emotionale Flexibilität.

BILDER

In diesem Teil visualisieren Sie verschiedene Bilder. Sie sind dabei der objektive Betrachter der Bilder. Schauen Sie zu, wie die Bilder vor Ihrem geistigen Auge aufsteigen. Vertiefen Sie sich nicht in Details, ein kurzes Aufsteigenlassen genügt. Sie brauchen das Bild nicht gleich deutlich zu sehen. Es genügt auch, eine Empfindung oder ein Gefühl, das Sie mit diesem Bild verbinden, wahrzunehmen.

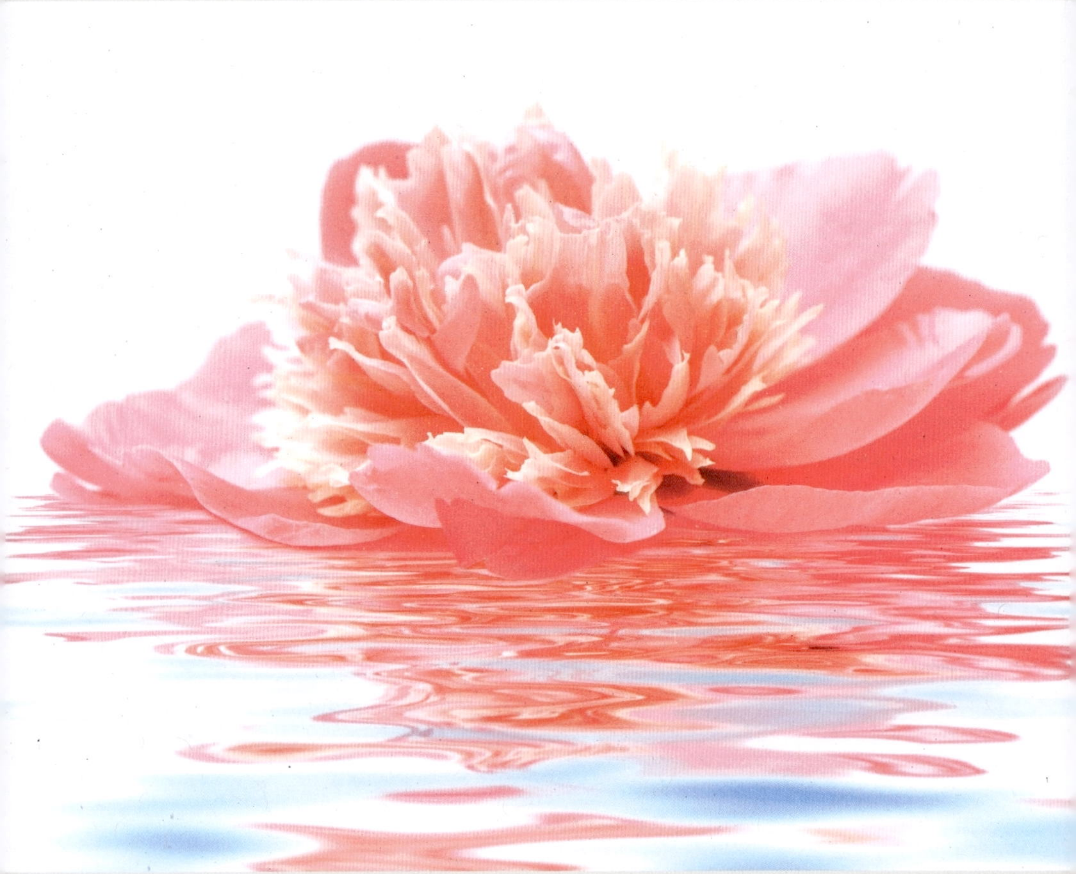

Die verwendeten Bilder repräsentieren universell gültige Symbole, die bestimmte positive Eigenschaften und Energien ausstrahlen. Diese Energien werden durch die Visualisierung in Ihnen freigesetzt und können ins Wachbewusstsein integriert werden.

Bild	*steht für*
Berg	Standhaftigkeit und Beständigkeit
Baum	Verwurzelung und Aufgerichtetsein
Löwe	Kraft und innere Stärke
Blume	Offenheit und Ausstrahlung
Weg	Beweglichkeit und Dynamik
Mond	Leuchtkraft und Erkenntnis
Kerze	inneres Licht und Hoffnung
Park	Ruhe und Weite

SANKALPA WIEDERHOLEN

Gegen Ende der Übung wird das Sankalpa nochmals drei Mal wiederholt, um seine Wirkung noch einmal zu verstärken.

RÜCKNAHME

Am Schluss werden Sie aufgefordert, zuerst langsam Hände und Füße zu bewegen, danach allmählich die Arme und Beine. Nachdem Sie Ihren ganzen Körper gestreckt haben, können Sie nun auch Ihre Augen wieder öffnen.

Bei der Rücknahme ist es wichtig, dass Sie sich genügend Zeit lassen, um aus der tiefen Entspannung wieder herauszukommen. Während der Yoga-Nidra-Übung hat sich der Blutdruck gesenkt, der Puls und der Atemrhythmus sind langsamer geworden. Jetzt brauchen Körper und Geist einen Moment, um wieder zur gewohnten Präsenz zurückzufinden. Stehen Sie deshalb langsam und vorsichtig auf. Genießen Sie anschließend Ihren frischen und entspannten Zustand.

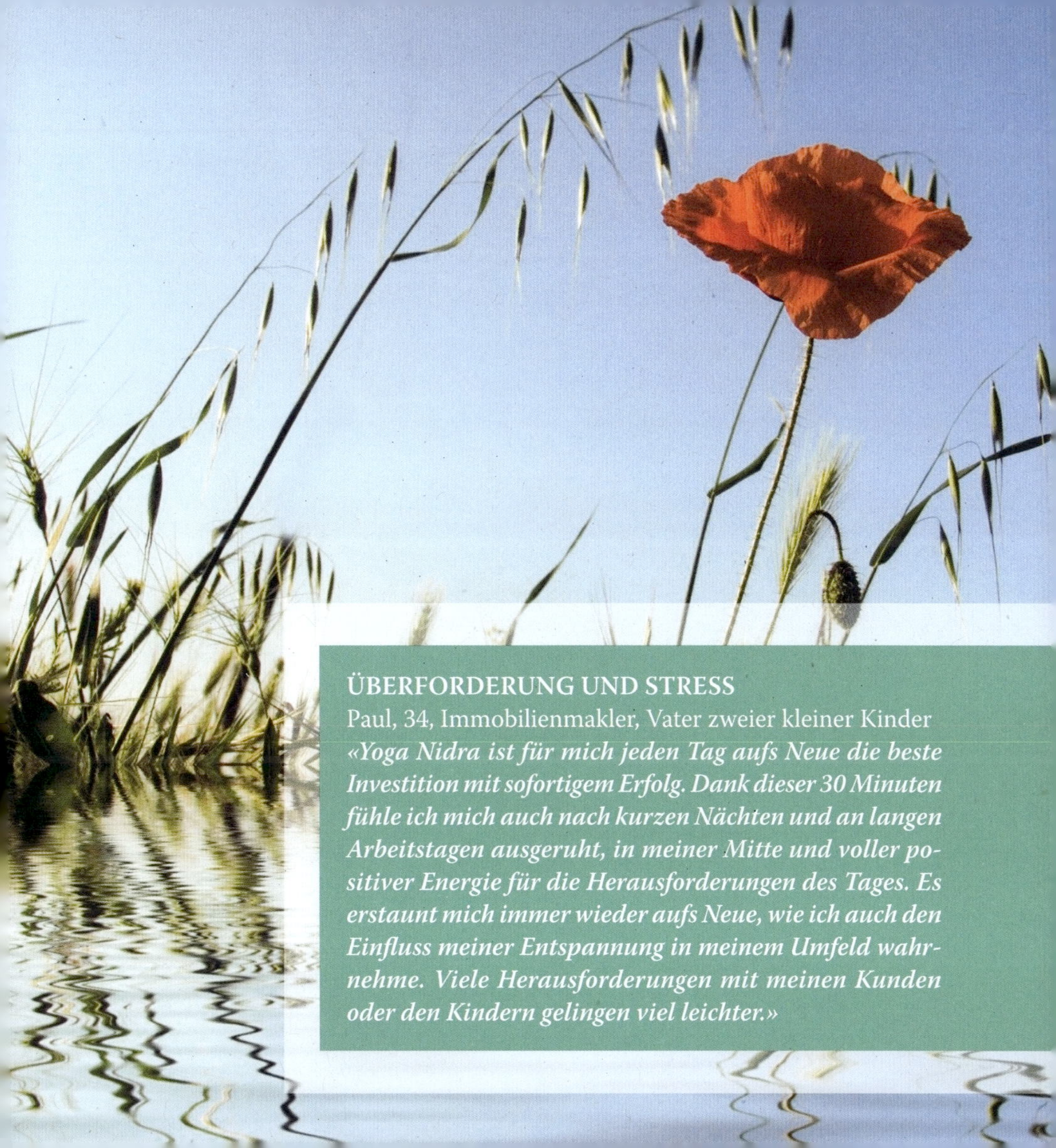

ÜBERFORDERUNG UND STRESS

Paul, 34, Immobilienmakler, Vater zweier kleiner Kinder

«Yoga Nidra ist für mich jeden Tag aufs Neue die beste Investition mit sofortigem Erfolg. Dank dieser 30 Minuten fühle ich mich auch nach kurzen Nächten und an langen Arbeitstagen ausgeruht, in meiner Mitte und voller positiver Energie für die Herausforderungen des Tages. Es erstaunt mich immer wieder aufs Neue, wie ich auch den Einfluss meiner Entspannung in meinem Umfeld wahrnehme. Viele Herausforderungen mit meinen Kunden oder den Kindern gelingen viel leichter.»

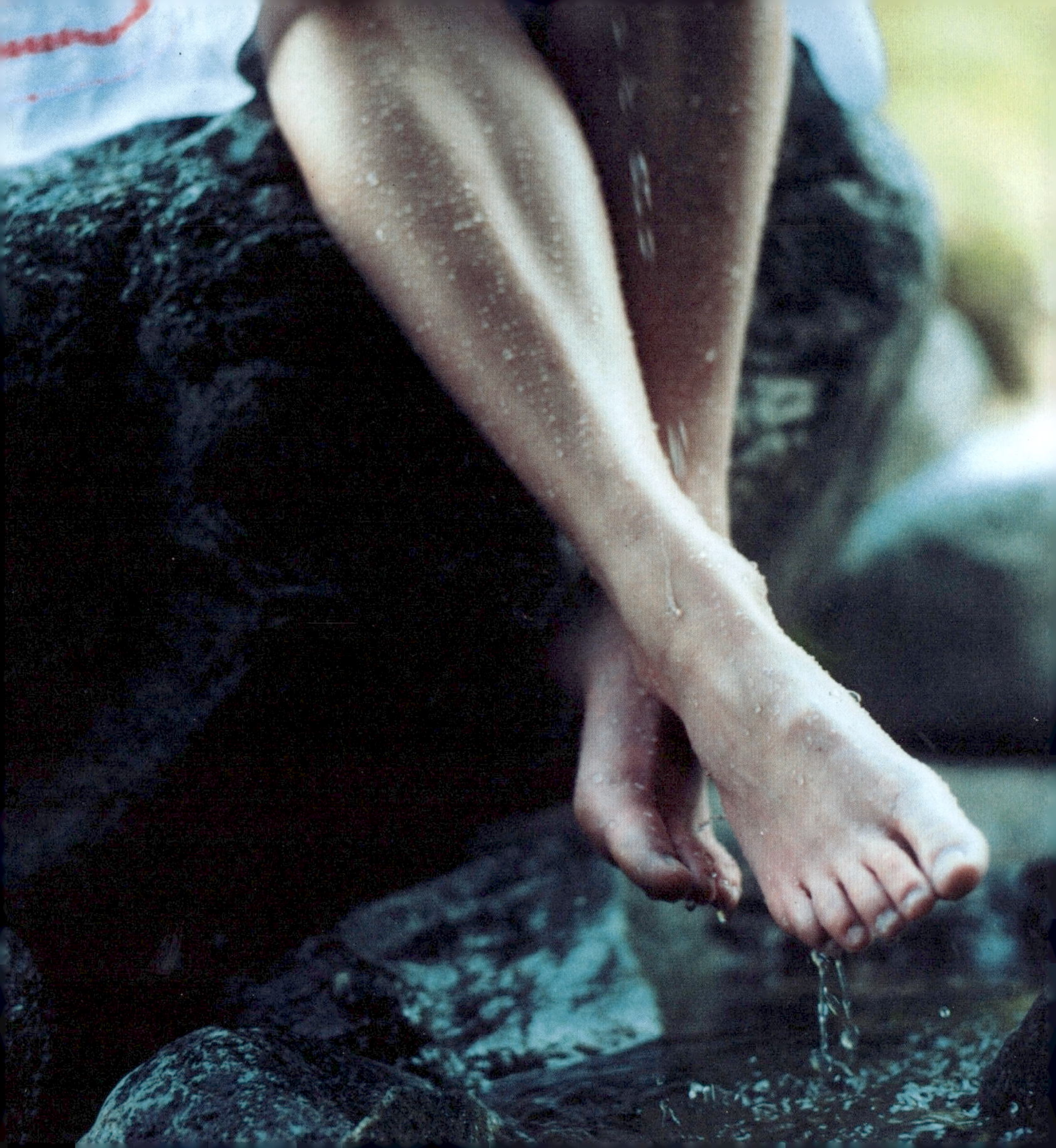

Yoga Nidra II

Diese Übung ist gegenüber Yoga Nidra I um einige Teile erweitert. Einiges aus der ersten Übung wird vertieft, um die Wirkung zu intensivieren.

EINSTIEG

Der Einstieg ist der gleiche wie bei Yoga Nidra I.
Auch Yoga Nidra II wird in Shavasana praktiziert.

Bei der Konzentration auf die Atmung können Sie die Entspannung intensivieren, indem Sie für sich beim Einatmen das Wort «So» und beim Ausatmen das Wort «Ham» wiederholen.

So Ham
Mantra, das mit «Ich bin das» übersetzt wird. Gemeint ist: «Ich bin universelles Bewusstsein.» Das Wiederholen von *So Ham* fördert die Verschmelzung des universellen Bewusstseins (So) mit dem individuellen Bewusstsein (Ham).

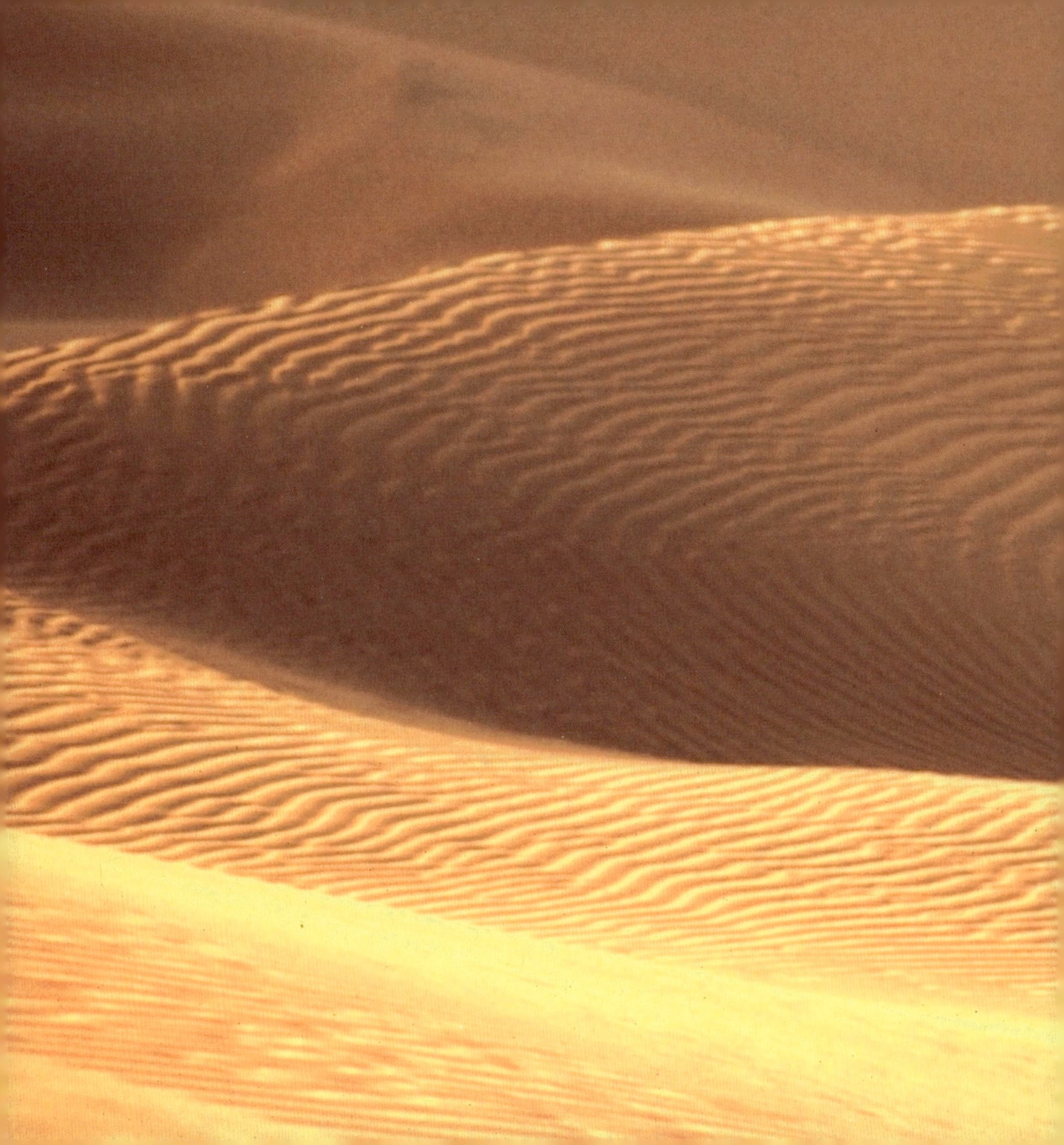

INNERE STILLE

In diesem Teil achten Sie zunächst auf die Geräusche außerhalb des Raumes, in dem Sie sich aufhalten. Danach wird Ihre Aufmerksamkeit auf die Geräusche in diesem Raum gelenkt. Dadurch können Sie die Geräusche außerhalb des Raumes ignorieren. Mit der Zeit bemerken Sie, dass so auch das Praktizieren in etwas lauterer Umgebung leichter wird. Auch im Alltag wird es Ihnen immer öfter möglich sein, Geräusche sowie weitere Sinneseindrücke auszuschalten und die innere Ruhe wahrzunehmen.

Antar Mouna
Meditative Übung der inneren Stille, die hilft, den Geist von äußeren Sinneseindrücken zu lösen.

SANKALPA

In diesem Teil wiederholen Sie drei Mal Ihr eigenes Sankalpa, die Audioaufnahme gibt Ihnen keines vor. Gehen Sie in der Übung von Yoga Nidra II einen Schritt weiter und wählen Sie ein Sankalpa, das übergeordnete Ziele formuliert. Machen Sie sich Gedanken zu Ihren Zielen. Überlegen Sie sich, was Sie wirklich in Ihrem Leben erreichen wollen: Welches sind Ihre echten Bedürfnisse? Was erfüllt Sie mit tiefer Zufriedenheit?

Beispiele für Sankalpas:

- Ich bin.
- Ich bin universelles Bewusstsein.
- Intuitives Wissen ist mir immer zugänglich.
- Ich realisiere mein Potenzial.

Überlegen Sie sich genau, wie Sie Ihr Sankalpa für Yoga Nidra II formulieren möchten, und schreiben Sie sich das Sankalpa zuvor auf.

KREISEN DES BEWUSSTSEINS

In diesem Teil lassen Sie Ihr Bewusstsein locker durch den ganzen Körper kreisen. Nehmen Sie wahr, wie Ihr Bewusstsein zu einem Energiestrom wird, während es sich durch Ihren gesamten Körper bewegt. Der Fluss der pranischen Energie im Körper wird erhöht und die einzelnen Körperteile und Zellen laden sich mit pranischer Energie auf.

Prana
Lebensenergie. Die universelle Kraft, die alles durchdringt.

Durch diesen Energiestrom lösen sich Blockaden im Körper auf und der Körper regeneriert sich. Auch geistige und emotionale Blockaden können sich durch das Fließen des Prana auflösen.

Die Aufeinanderfolge von rechts und links fördert den Ausgleich und die Zusammenarbeit zwischen beiden Gehirnhälften.

KÖRPER VON AUSSEN BETRACHTEN

In diesem Teil betrachten Sie Ihren Körper von außen. Sie sehen in einem imaginären Spiegel, wie Sie auf dem Rücken liegen. Versuchen Sie, Distanz zum eigenen Körper zu gewinnen und ihn so zu betrachten, als sei er ein Bild.

Durch diese Übung nähern Sie sich der Erkenntnis an, dass Sie mehr sind als nur Ihr physischer Körper. In Ihnen gibt es eine beobachtende Instanz, die unabhängig vom physischen Körper besteht. Das ist die Instanz, die den physischen Körper von außen betrachten kann. Versuchen Sie, diese Instanz so gut wie möglich wahrzunehmen. Sie ist der Teil von Ihnen, der sich durch unerschütterliche Ruhe und Beständigkeit auszeichnet und von allen Turbulenzen des Alltags unberührt bleibt. Es ist der Zugang zum unendlichen Bereich des universellen Bewusstseins.

RÜCKWÄRTS ZÄHLEN

In diesem Teil zählen Sie im Rhythmus Ihrer Atmung von 54 an rückwärts. 54 ist die Hälfte von 108 und auch von dieser Zahl geht eine spezielle positive Energie aus. Dabei beobachten Sie, wie Ihr Atem durch beide Nasenlöcher fließt und beim Punkt zwischen den Augenbrauen, dem Augenbrauenzentrum, zusammentrifft. So nimmt der Atem die Form eines Dreiecks an.

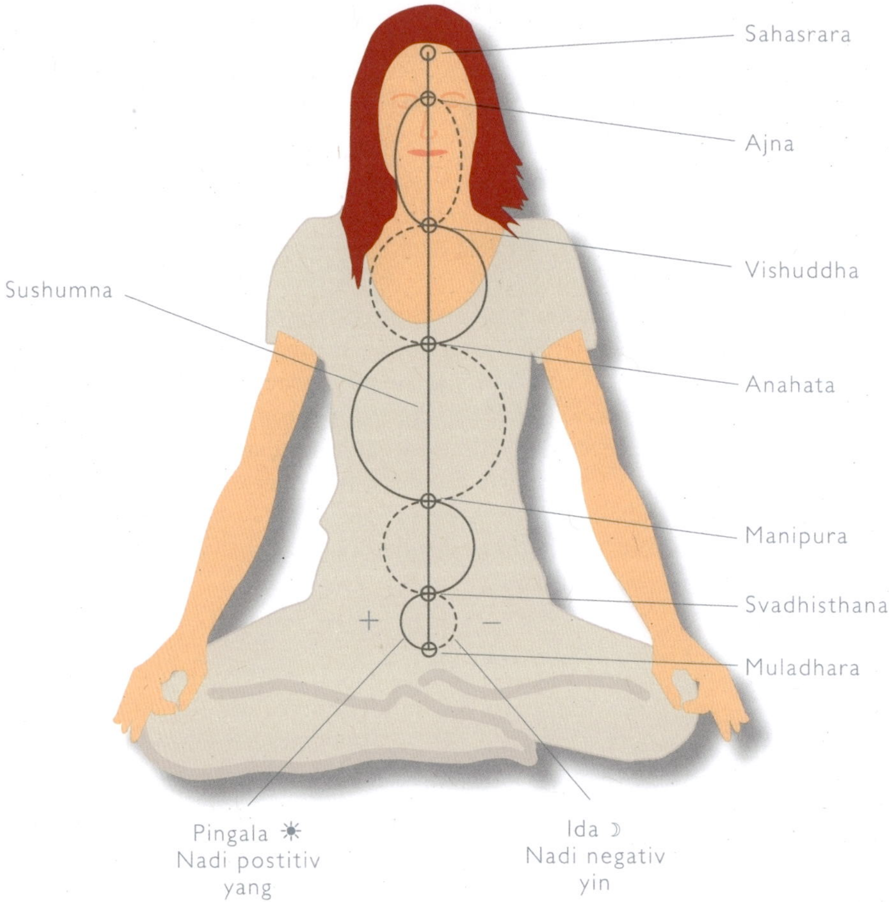
Sahasrara
Ajna
Vishuddha
Sushumna
Anahata
Manipura
Svadhisthana
+
–
Muladhara
Pingala ☀
Nadi postitiv
yang
Ida ☽
Nadi negativ
yin

Durch das Beobachten des Atems in den Nasenlöchern und im Augenbrauenzentrum wird die Energie in den Nadis aktiviert und ausgeglichen und das Augenbrauenzentrum wird aktiviert.

Nadis

Energiebahnen im Körper, die für die Aktivierung und den Ausgleich des Prana-Flusses zuständig sind. In den yogischen Texten wird von etwa 72.000 Nadis gesprochen. Drei davon sind besonders wichtig: *Ida* transportiert die mentale Energie, die für Gedanken und Gefühle zuständig ist. Ida wird über das linke Nasenloch aktiviert und regt die rechte Hirnhälfte an. *Pingala* transportiert die vitale Energie, die für den physischen Körper zuständig ist. Pingala wird über das rechte Nasenloch aktiviert und regt die linke Hirnhälfte an. *Sushumna transportiert die spirituelle Energie und wird aktiv, wenn der Energiefluss in Ida und Pingala ausgeglichen ist.*

GEGENSÄTZE

In diesem Teil rufen Sie sowohl gegensätzliche Körperwahrnehmungen als auch gegensätzliche Gefühle hervor. Zuerst erwecken Sie das Gefühl von Kälte, das dann in Wärme übergeht. Danach erinnern Sie sich an einen erlebten Schmerz und schließlich an ein erlebtes Glücksgefühl.

Versuchen Sie so gut wie möglich, die Gefühle wahrzunehmen, ohne sie zu verstärken oder zu verdrängen. Negative Empfindungen werden deshalb hervorgerufen, um sie auflösen zu können. Oftmals werden die als unangenehm wahrgenommenen Erlebnisse und Themen verdrängt, sind aber doch noch vorhanden und beeinträchtigen den Menschen weiterhin, was manchmal an bestimmten – heftigen oder unerwarteten – Reaktionen zu erkennen ist.

Durch das nochmalige Durchleben treten verdrängte Inhalte wie unterdrückte Erinnerungen ins Bewusstsein und können auf diese Weise integriert werden. Die negativen Gefühle, die damit verbunden sind, lösen sich auf, Ihr Unterbewusstsein wird gereinigt. Diese Erfahrung bleibt angenehm, da Sie sich während Yoga Nidra im entspannten Zustand befinden.

Anhaftungen an positive Erfahrungen und die Ablehnung von negativen Erfahrungen lösen sich ebenfalls auf. Solche Anhaftung und Ablehnung sind Ausdruck davon, dass die Welt als dual wahrgenommen wird. Diese duale Wahrnehmung führt zu geistiger Unruhe, da das Angenehme herbeigesehnt und das Unangenehme verdrängt wird.

Das wiederholte Erleben der Gegensätze ermöglicht es allmählich, den dualen Zustand zu überwinden und immer öfter in den Bereich der Non-Dualität, ins Einssein einzutreten.

In diesem Teil bringen Sie Ihre Wahrnehmung in den inneren Raum, Chidakasha, den Sie hinter den geschlossenen Augen wahrnehmen können. Den inneren Raum können Sie sich wie einen großen Kinosaal vorstellen, der sich hinter Ihren Augen auftut.

Chidakasha
Raum hinter den Augen, der das Bewusstsein erfahrbar macht. Hier kann das höhere oder universelle Bewusstsein wahrgenommen und beobachtet werden.

Beobachten Sie, was Sie dort sehen, welche Bilder auftauchen. Bleiben Sie der unbeteiligte Zuschauer. Erwarten Sie nichts und bewerten Sie die auftauchenden Inhalte nicht. Wenn ein Bild auftaucht, lassen Sie es deutlich in Ihr Bewusstsein kommen. Schauen Sie es sich genau an.

In diesem Raum können Bilder aus dem Unterbewussten aufsteigen. Dies ist der Ort, an dem verdrängte Inhalte aufbewahrt werden. Bilder aus dem Unterbewusstsein erkennen Sie daran, dass Ihnen diese Bilder oder Teile davon bekannt vorkommen. Die Themen, die damit verbunden sind, können Ihnen auch unangenehm erscheinen. Lassen Sie sie zu. Sie können sich durch das nochmalige Durchleben von ihnen befreien.

Im inneren Raum können aber auch Bilder aus Ihrem höheren Bewusstsein, Ihrer Intuition, auftauchen. Das sind zumeist deutliche und klare Bilder, die neuartig und überraschend sein können. Oftmals sind diese Bilder für Ihr Leben wegweisend. Schenken Sie diesen Bildern gebührend Aufmerksamkeit, indem Sie nach der Übung über deren Bedeutung nachdenken oder sie mit in die Meditation nehmen.

AUGENBRAUENZENTRUM

In diesem Teil aktivieren Sie Ihr drittes Auge (Ajna-Chakra), indem Sie sich auf das Augenbrauenzentrum – Bhrumadhya – konzentrieren. Spüren Sie die pulsierenden Bewegungen von Bhrumadhya. Beobachten Sie.

Bhrumadhya
Punkt zwischen den Augenbrauen, Aktivierungspunkt des dritten Auges.

Durch die Konzentration auf Bhrumadhya erwacht Ihre Intuition, die Ihnen den Zugang zum Feld der uneingeschränkten Informationen ermöglicht. Das ist beispielsweise bei Problemlösungen hilfreich und es steigert Ihre Kreativität.

BILDER

In diesem Teil visualisieren Sie verschiedene Bilder. Wie bei Yoga Nidra I genügt ein kurzes Aufsteigenlassen der Bilder. Diese Bilder repräsentieren die Chakren.

Chakren
Feinstoffliche Energiezentren. Punkte, in denen sich die Nadis kreuzen. Die verschiedenen Chakren stehen für grundlegende Themen des Lebens.

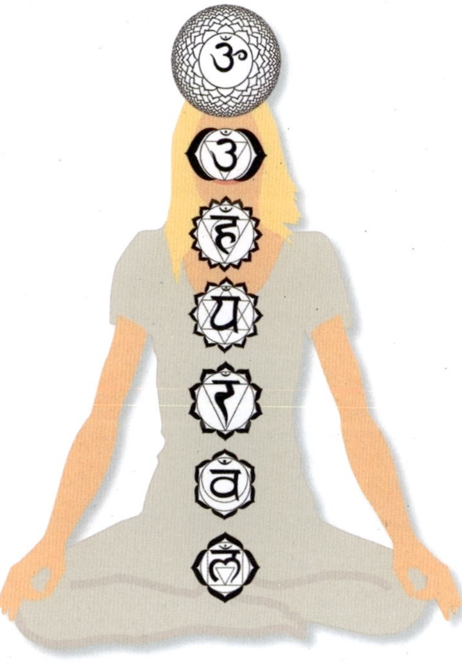

Symbol im Ablauf von Yoga Nidra II	Chakra	Deutscher Name des Chakras	steht für
Ein Feuerplatz mit einem brennenden Feuer	Sahasrara	Kronen- oder Scheitelchakra	Bewusstsein, Spiritualität
Ein leuchtendes Auge	Ajna	Stirnchakra oder drittes Auge	Intuition, Erkenntnis
Ein kristallklarer Tropfen	Vishuddha	Hals- oder Kehlchakra	Kommunikation, Ausdruck
Eine kleine Lichtflamme in einer Lampe	Anahata	Herzchakra	Liebe, Mitgefühl
Eine leuchtend gelbe Sonnenblume	Manipura	Nabel- oder Solarplexuschakra	Energie, Wille
Wellen im Meer bei Nacht	Svadhisthana	Sakral- oder Sexualchakra	Sexualität, Kreativität
Ein nach unten zeigendes rotes Dreieck	Muladhara	Wurzel- oder Basischakra	Lebenskraft, Urvertrauen

Während Sie die Chakren symbolisch visualisieren, werden diese gereinigt und die Chakra-Energien gleichen sich aus. Dies führt dazu, dass Sie sich nach der Übung und auch im Alltag ausgeglichen fühlen und sich in den grundlegenden Themen des Lebens weiterentwickeln können.

SANKALPA WIEDERHOLEN

Wie auch bei Yoga Nidra I wird am Ende der Übung das Sankalpa drei Mal wiederholt, um dessen Wirkung zu verstärken.

RÜCKNAHME

Auch hier gelten dieselben Punkte wie bei Yoga Nidra I. Nehmen Sie sich auch hier genügend Zeit für die Rücknahme und genießen Sie danach Ihren frischen und entspannten Zustand.

Spannungen in der Beziehung
Sandra, 45, Sprachlehrerin
«Seit ich regelmäßig Yoga Nidra praktiziere, haben sich Spannungen in meiner Ehe in Liebe und Klarheit gewandelt. Konflikte haben an Dramatik verloren und mein Vertrauen, dass wir gemeinsam Lösungen finden, ist gewachsen. Ich glaube, Yoga Nidra hat einfach mein Urvertrauen gestärkt.»

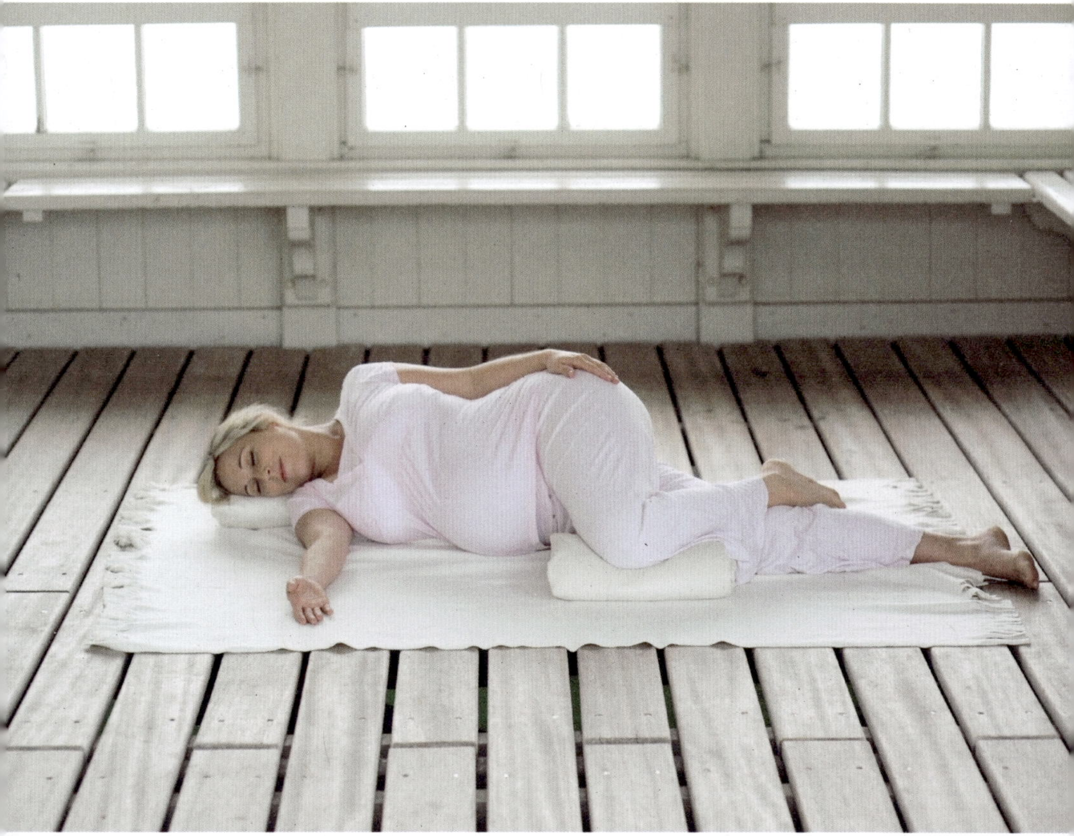

Praktische Tipps zum Üben

WO PRAKTIZIERE ICH?

Der Einsatz von Yoga Nidra ist sehr flexibel. Alles, was Sie brauchen, ist Ruhe und die Möglichkeit zu liegen. Die Übungen eignen sich für die verschiedensten Orte – zu Hause, im Büro, im Hotel.

Wenn Sie zu Hause praktizieren, legen Sie sich entweder auf Ihr Bett oder üben Sie auf einer Yogamatte. Bei schönem, warmem Wetter bietet sich vielleicht eine Liege auf dem Balkon oder im Garten an.

Die aktivierende Wirkung von Yoga Nidra ist auch am Arbeitsplatz oft hilfreich. Finden Sie einen ruhigen Raum. Das kann ein Sitzungszimmer, ein Einzelbüro oder ein anderer Raum sein. Legen Sie sich auf eine Matte oder einfach auf ein Tuch.

Wenn Sie geschäftlich unterwegs sind, praktizieren Sie Yoga Nidra in Ihrem Hotel. In den Ferien finden Sie für Ihre Yoga-Nidra-Übungen sicher noch andere Möglichkeiten zum Üben, als angenehme Entspannung für zwischendurch.

WANN PRAKTIZIERE ICH?

Es gibt keine Zeit, die ausdrücklich am besten dafür geeignet ist. Yoga Nidra kann zu jeder Tages- und Nachtzeit praktiziert werden. Finden Sie für sich selbst heraus, wann Sie die Übung einsetzen. Passen Sie sie in Ihren Biorhythmus oder Tagesablauf ein. Oder verleihen Sie einem bestimmten Tagesabschnitt stärkeres Gewicht, indem Sie die Übungen direkt vorher machen.

Gleich als Erstes am Morgen praktiziert, ist Yoga Nidra ein besonderer Start in den Tag. Stellen Sie den Wecker und starten Sie dann die Audioaufnahmen.

Yoga Nidra eignet sich auch zum Praktizieren während der Mittagspause. Sie können die Essenszeit verkürzen oder den Kaffee weglassen und stattdessen eine halbe Stunde ausspannen und Kraft tanken.

Nach der Arbeit ist es eine gute Vorbereitung auf den Abend, den Sie mit neuem Elan angehen können, wenn Sie sich zuerst eine halbe Stunde Zeit für die Übung nehmen.

Am Wochenende oder in den Ferien können Sie Yoga Nidra zur Entspannung auch am Nachmittag praktizieren.

Wenn ein ereignisreicher Abend mit einer Feier oder einem Fest bevorsteht, das voraussichtlich länger dauert, setzen Sie die Übung ein, bevor Sie aufbrechen.

Denken Sie daran, dass Yoga Nidra eine aktivierende Technik ist. Praktizieren Sie also nicht zu spät am Abend, da Sie ansonsten vielleicht zu viel Energie haben, um einzuschlafen. Finden Sie für sich selbst heraus, wann am Nachmittag oder abends der spätestmögliche Zeitpunkt für die Übung ist, damit Sie noch gut einschlafen können und nicht zur Schlafenszeit hellwach im Bett liegen.

Es ist nicht nötig, Yoga Nidra jeden Tag zur gleichen Zeit zu praktizieren. Setzen Sie es immer dann ein, wenn es für Sie stimmig ist.

Nur zu Beginn praktizieren Sie Yoga Nidra eine Woche lang täglich zur selben Zeit, um Ihren Körper und Ihren Geist ausreichend an die Übung zu gewöhnen.

WIE OFT PRAKTIZIERE ICH?

Praktizieren Sie Yoga Nidra einmal täglich, damit die Übung einen festen Platz in Ihrem Tagesablauf bekommt. So profitieren Sie maximal von der erfrischenden, ausgleichenden Wirkung. Schwangeren Frauen wird empfohlen, zwei Mal täglich Yoga Nidra zu üben.

WIE BEREITE ICH MICH VOR?

Praktizieren Sie Yoga Nidra immer auf dem Rücken in der klassischen yogischen Rückenentspannungslage: Totenstellung oder Shavasana. In dieser Entspannungslage entspannen Sie Ihren Körper am besten.

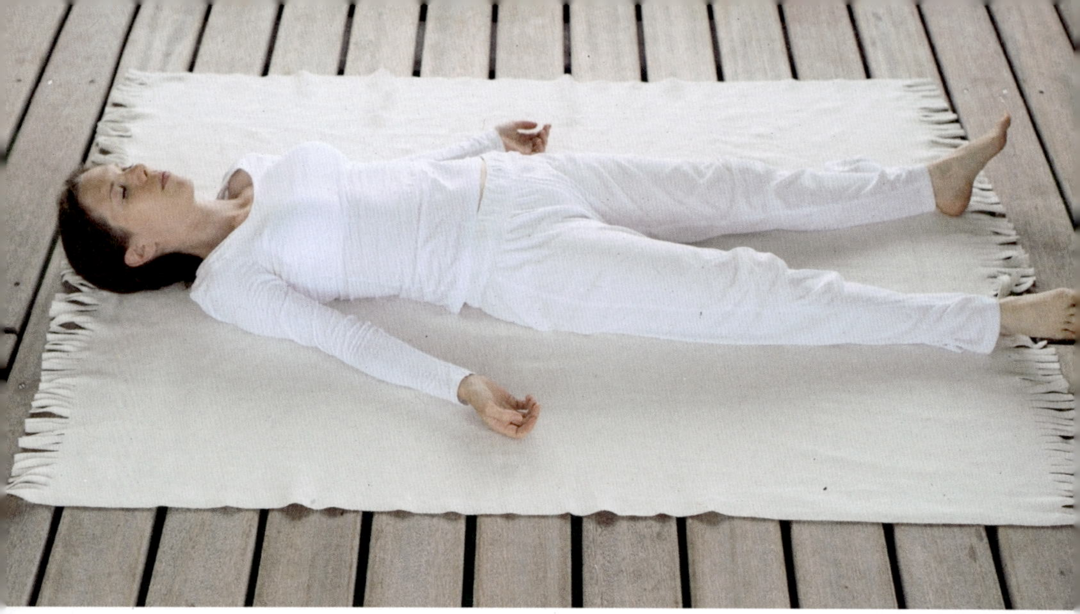

Führen Sie die Übung ohne Kissen aus. Wenn das unbequem ist, legen Sie ein dünnes Kissen oder ein gefaltetes Tuch unter Ihren Kopf. Ein dickes Kissen ist nicht geeignet, weil das zu Nackenverspannungen führt. Wenn Sie Beschwerden im unteren Rücken haben, legen Sie sich eine Nackenrolle oder ein Kissen zur Entlastung des unteren Rückens unter die Kniekehlen.

Wenn Sie nicht auf dem Rücken liegen können, wie beispielsweise bei starken Rückenproblemen oder in der Schwangerschaft, praktizieren Sie Yoga Nidra in der entspannten Seitenlage.

In der entspannten Seitenlage strecken Sie das untere Bein aus und winkeln das obere Bein an. Der untere Arm wird ausgestreckt, die Handfläche zeigt nach oben. Den oberen Arm legen Sie auf den Körper, die Hand kommt auf den Oberschenkel. Sie können das Knie und den Kopf in dieser Lage auch auf ein Kissen legen.

Sorgen Sie dafür, dass Sie sich in Ihren Kleidern wohlfühlen: Sie brauchen keinen Trainingsanzug, Yoga Nidra kann auch in Arbeitskleidern wie beispielsweise im Anzug oder Rock praktiziert werden. Öffnen Sie dann den engen Gürtel oder Kragen und ziehen Sie die Schuhe aus. Legen Sie Ihre Brille ab und entfernen Sie Schmuck, wenn er schwer ist oder Sie ihn als störend empfinden.

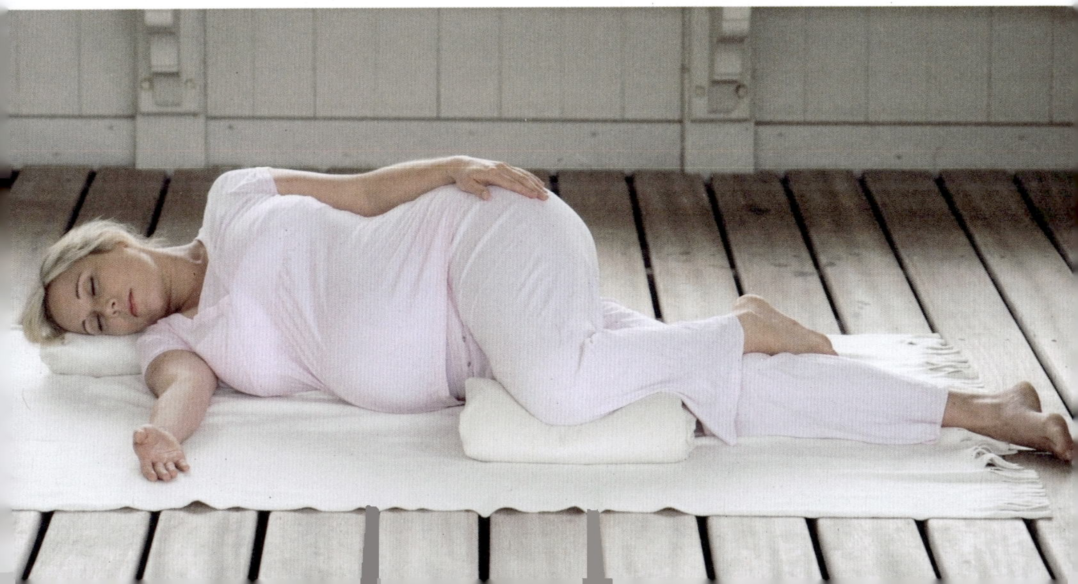

Während der halbstündigen Entspannung sinkt Ihre Körpertemperatur ab. Sorgen Sie daher dafür, dass Ihnen warm genug ist. Dazu decken Sie sich mit einer Decke zu. Achten Sie jedoch darauf, dass Sie sich nicht eingeengt fühlen.

Praktizieren Sie Yoga Nidra bei Tageslicht. Wenn es draußen dunkel ist, schalten Sie das Licht ein. Dunkelheit könnte Sie zu schläfrig machen.

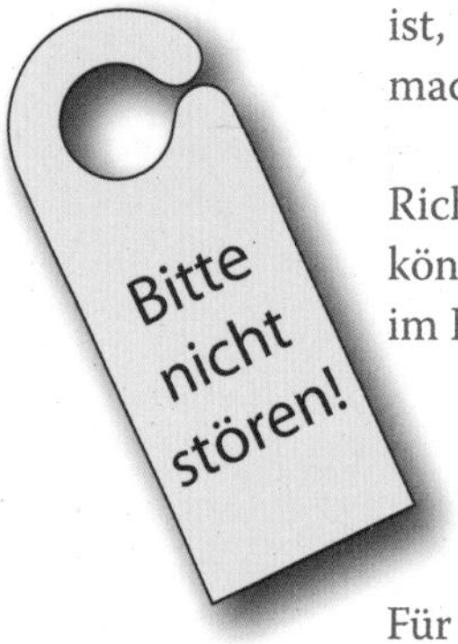

Richten Sie es sich so ein, dass Sie eine halbe Stunde ungestört sein können. Informieren Sie die anderen Personen in der Wohnung oder im Büro über die Ruhepause und hängen Sie ein Schild an die Tür.

Für das Praktizieren von Yoga Nidra wird immer eine Ansage benötigt. Sie können diese abspielen, auf Ihren iPod oder MP3 Player laden. Achten Sie dabei auf die geeignete Lautstärke. Die Ansage sollte nicht zu laut sein, da Sie das von der Entspannung ablenken könnte, und auch nicht zu leise, weil Sie sich sonst zu sehr anstrengen müssen, um der Anleitung zu folgen.

Praktizieren Sie Yoga Nidra nicht mit vollem Magen. Sie werden sonst zu schläfrig. Bei großem Hunger können Sie vor der Übung eine Kleinigkeit essen, wie eine Banane oder ein Brötchen.

WAS MACHE ICH NACH DER ÜBUNG?

Nehmen Sie sich nach der Übung ein wenig Zeit, um sich noch im Liegen zu strecken und zu bewegen. Während der Yoga-Nidra-Übung sinken durch die körperliche Entspannung Blutdruck sowie Puls- und Atemfrequenz. Stehen Sie darum langsam und vorsichtig auf. Ihr Kreislauf braucht einen Moment, um wieder in Schwung zu kommen. Trinken Sie nach dem Aufstehen etwas, bewegen Sie sich und öffnen Sie eventuell kurz das Fenster, um frische Luft einzuatmen.

WAS GESCHIEHT NACH EINER WEILE?

Sie werden bemerken, dass sich Ihre persönliche Praxis von Yoga Nidra mit der Zeit verändert. Ihre Wahrnehmungen und Erkenntnisse verändern und intensivieren sich und neue kommen hinzu. Lassen Sie sich auf diesen Prozess ein, ohne ihn zu bewerten und ohne etwas erreichen zu wollen. Beobachten Sie mit Neugierde und Freude, was sich während der Übung für Sie verändert und welche Veränderungen sich durch die Übung in Ihrem Alltag zeigen.

Während der Übung kann sich dies auf die Atmung, Körperwahrnehmungen, Schwingungen in und um den Körper herum, Ihre Aufmerksamkeit und intuitive Informationen beziehen. In Ihrem Alltag sind es vielleicht Ihre Gesundheit, Beziehungen, Zufriedenheit und Gelassenheit. In diesem Sinn dient Yoga Nidra Ihrer individuellen Persönlichkeitsentwicklung.

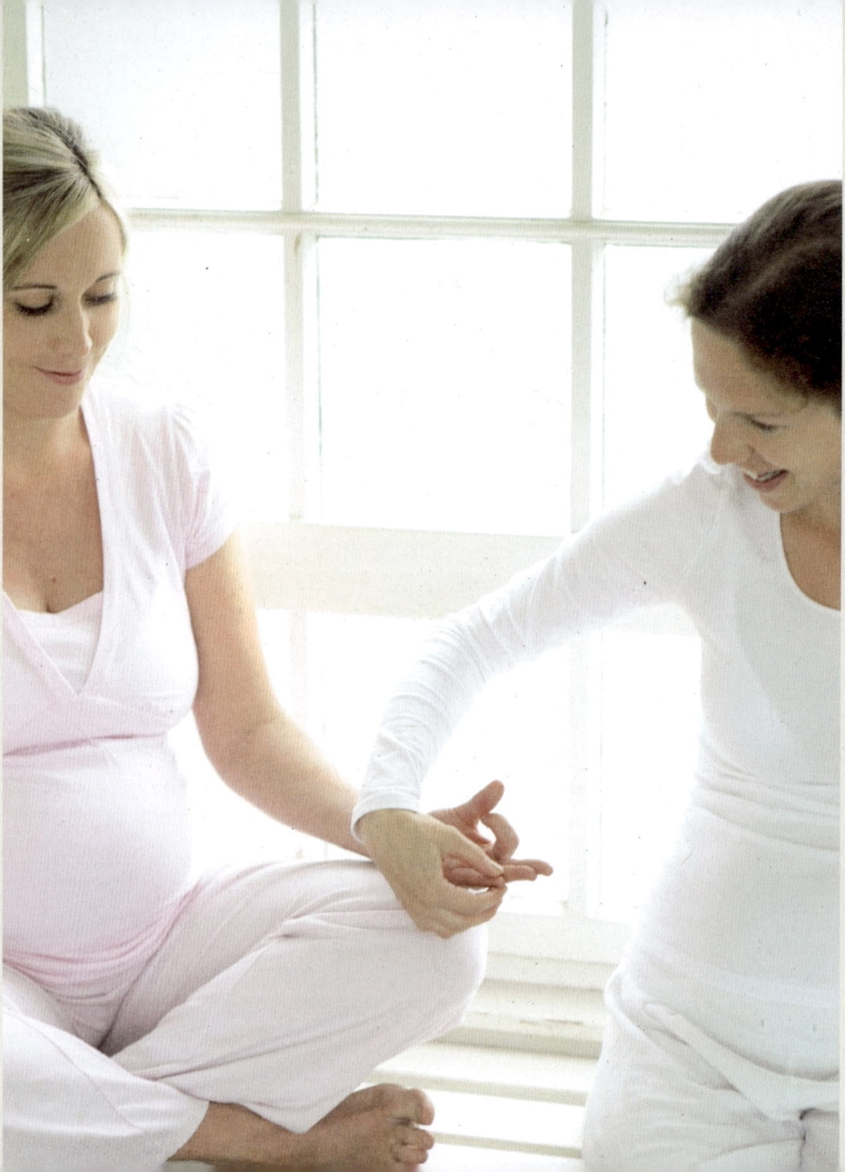

Häufig gestellte Fragen (FAQ)

1. Ich schlafe immer ein. Was kann ich dagegen tun?

   Wenn Sie bei der Übung das Gefühl haben, viel zu schlafen, heißt das, dass Sie sich oft in der Theta-Phase befinden. Und es heißt auch, dass Sie zurzeit körperlich und/oder geistig müde sind. Erkennen Sie das an und praktizieren Sie jetzt täglich Yoga Nidra. Mit der Zeit werden Sie Veränderungen feststellen. Sie werden dann weniger oft den Eindruck haben einzuschlafen und daher mehr von der Ansage hören. Denken Sie daran, dass Ihr Bewusstsein auch in der Theta-Phase wach ist und Sie somit die Ansagen wahrnehmen, obwohl Sie sich nach der Übung nicht mehr daran erinnern.

2. Ich komme nicht dazu, täglich Yoga Nidra zu praktizieren, macht das etwas aus?

   Es wird empfohlen, Yoga Nidra täglich zu praktizieren. Überdenken Sie Ihre Tagesstruktur und prüfen Sie, ob es Ihnen nicht doch möglich ist, eine halbe Stunde für Yoga Nidra einzuplanen. Sie werden Ihre Aufgaben nach einer Yoga-Nidra-Übung mit größerer Leichtigkeit erledigen, sodass sich der Zeitaufwand sicherlich lohnt. Wenn Sie jedoch wirklich nicht täglich eine halbe Stunde für die Übung aufbringen können, ist es sinnvoll, die Übung einfach so oft wie möglich zu machen.

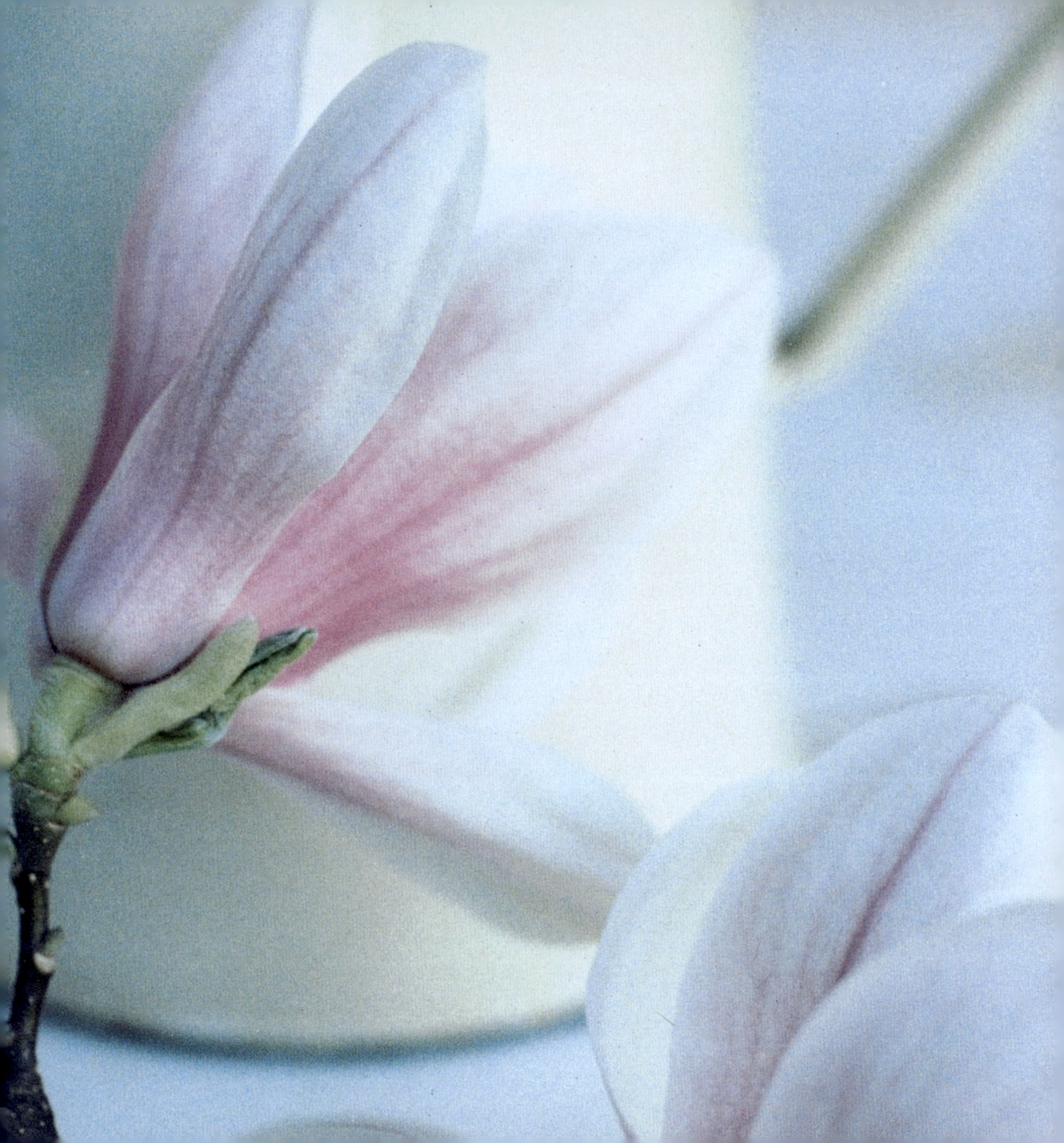

3. Beim Zurückzählen komme ich nie bis 1, wäre das wichtig?

In diesem Teil ist es nicht das Ziel, dass Sie genau bis 1 zählen können. Wichtig ist es vielmehr, dass Sie in Ihrem eigenen Atemrhythmus zurückzählen. Je nachdem, wie schnell Sie atmen, zählen Sie demzufolge weiter oder weniger weit zurück.

4. Das Problem, das ich mit dem Sankalpa lösen wollte, ist immer noch da. Was soll ich machen?

Beim Sankalpa ist die Formulierung sehr wichtig. Es könnte also sein, dass Ihr Sankalpa nur umformuliert werden muss. Überprüfen Sie auch, ob Sie wirklich dieses Problem lösen wollen oder ob es nicht um ein anderes Thema geht. Vielleicht muss ja auch ein anderes Thema zuerst bearbeitet werden. Widmen Sie der Wahl Ihres Sankalpa große Aufmerksamkeit.

5. In meinem Haus ist es einfach zu laut, um Yoga Nidra zu praktizieren. Was könnte ich da tun?

Denken Sie daran, dass Yoga Nidra eine Übung ist, bei der Sie Ihre Sinne nach innen kehren. Daher ist es unwichtig, in welcher Umgebung Sie Yoga Nidra praktizieren. Der Raum muss weder besonders schön eingerichtet sein noch völlig geräuschfrei sein. Praktisch ist es, wenn Sie die Tür schließen können und im Raum selbst ungestört sind.

6. Gerne würde ich mit der Übung Yoga Nidra II beginnen. Wie lange muss ich zuerst Yoga Nidra I geübt haben?

Praktizieren Sie zu Beginn mindestens drei Monate lang Yoga Nidra I, um Ihren Körper und Ihren Geist gut an die Übung zu gewöhnen. Danach können Sie auch mit Yoga Nidra II beginnen. Es ist empfehlenswert, immer mindestens drei Wochen lang dieselbe Übung (I oder II) zu praktizieren. So können Sie mit der Zeit zwischen den zwei Übungen abwechseln und die Wirkung beider Übungen so immer weiter vertiefen.

7. Ich möchte Yoga Nidra mit Sport oder Hatha Yoga (Körperübungen) kombinieren, ist das sinnvoll?

Ja, Yoga Nidra ist sehr geeignet dafür. Die Wirkung der körperlichen Betätigung wird durch Yoga Nidra optimiert. Grundsätzlich können Sie die Übung vorher zur geistigen Vorbereitung und zum Energietanken machen oder nachher zur körperlichen und geistigen Entspannung und Regeneration. Probieren Sie aus, was für Sie am besten passt.

8. Ich bin begeistert und fasziniert von der erfrischenden Wirkung von Yoga Nidra. Könnte ich meinen Nachtschlaf auf ein Minimum reduzieren und dafür zwei Mal pro Tag Yoga Nidra praktizieren?

Sicherlich wird Yoga Nidra Ihnen sehr gute Dienste leisten in Zeiten, in denen es schwieriger ist, ausreichend Schlaf zu finden (beispielsweise wenn Sie gerade Familienzuwachs bekommen haben oder am

Arbeitsplatz in der Endphase eines wichtigen Projektes stehen sowie bei Schichtarbeit oder Jetlag). Nutzen Sie Yoga Nidra nicht, um die natürlichen Bedürfnisse Ihres Körpers zu unterdrücken. Achten Sie darauf, dass Sie nachts genügend schlafen.

9. Ich habe große Mühe mit den gegensätzlichen Körperwahrnehmungen. Es fällt mir einfach schwer, meinen Körper in diese unterschiedlichen Zustände zu bringen. Was kann ich dagegen tun?

Dies ist zu Beginn ein anspruchsvoller Teil der Übung. Versuchen Sie vor allem nichts zu forcieren, bleiben Sie körperlich und geistig entspannt.
Durch das wiederholte Üben werden Sie mit der Zeit immer leichter Ihren Körper in unterschiedliche Zustände bringen können. Das wird Ihnen auch im Alltag dienen, beispielsweise wenn Ihnen kalt ist oder wenn Sie Schmerzen empfinden.

10. Mein Knie schmerzt immer nach Yoga Nidra. Ich frage mich, ob die Übung für mich geeignet ist?

Es ist möglich, dass Sie nach der Übung einen Körperteil besser wahrnehmen oder irgendwo im Körper Schmerzen empfinden. Es ist jedoch nicht so, dass Yoga Nidra die Schmerzen verursacht. Im entspannten Zustand nehmen Sie Ihren Körper besser wahr und bemerken so eventuelle Schwachstellen. Das kann Ihnen wichtige Hinweise geben, wie Sie sich besser um Ihre Gesundheit kümmern können.

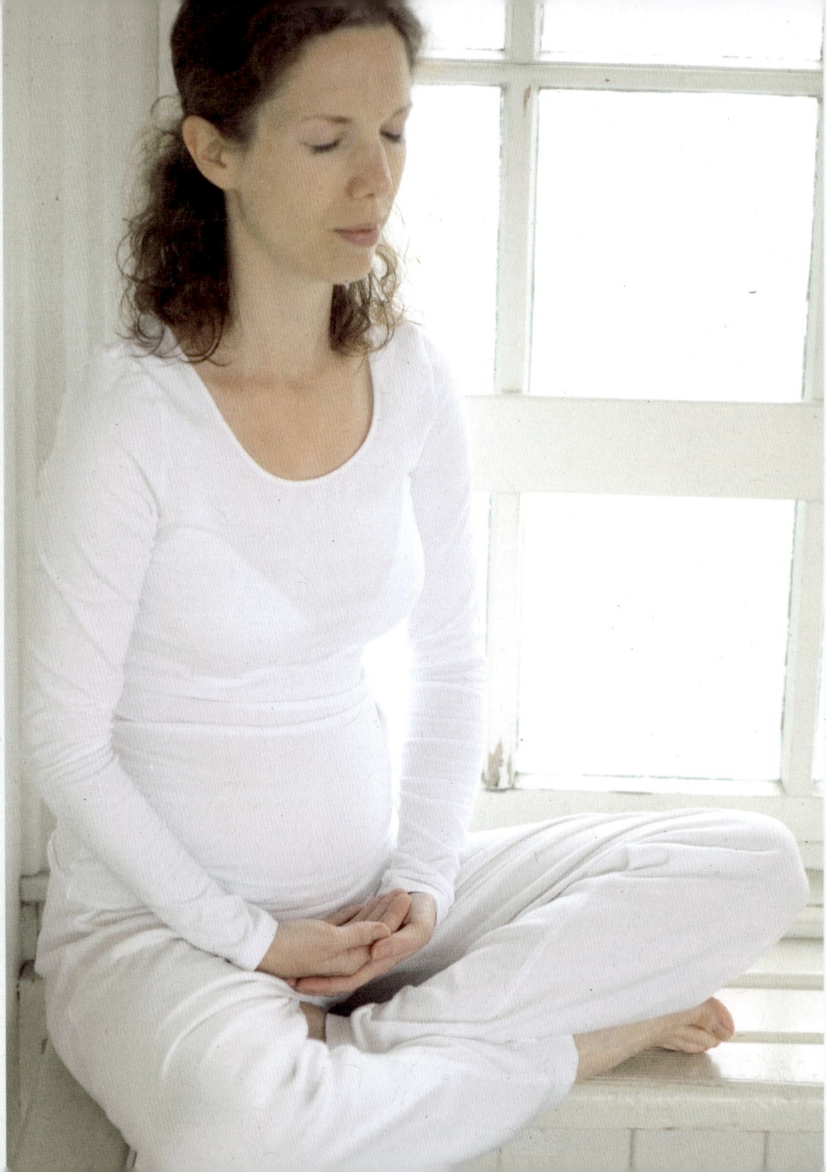

Kurzübungen für den Alltag

Grundsätzlich wird Yoga Nidra immer in der (knapp) halbstündigen Form praktiziert – es gibt keine Kurzversion von Yoga Nidra. Einzelne Teile aus der Übung können jedoch im Alltag für verschiedene Zwecke eingesetzt werden. Diese Übungen erzielen eine spezifisch positive Wirkung, jedoch nicht dieselbe wie die vollständige Ausführung von Yoga Nidra.

ENTSPANNUNG UND FÖRDERUNG DER KONZENTRATION

Lassen Sie tagsüber das Bewusstsein durch den Körper kreisen. Gehen Sie dabei von der rechten Hand über den Arm, die Schulter bis hinunter zu den Füßen und Zehen und dann von der linken Hand bis zu den linken Zehen. Sie können das mit offenen oder geschlossenen Augen machen. Benennen Sie einfach die einzelnen Körperteile und folgen Sie mit Ihrer Aufmerksamkeit den Körperteilen. Allenfalls können Sie danach noch mit der Atmung zurückzählen, z. B. von 9 oder von 27 bis 1.

EINSCHLAFEN

Lassen Sie vor dem Einschlafen das Bewusstsein mit geschlossenen Augen drei Mal durch den Körper kreisen (jeweils von der rechten Hand bis zu den rechten Zehen und von der linken Hand bis zu den linken Zehen) und zählen Sie anschließend mit der Atmung von 54 bis 1 zurück.

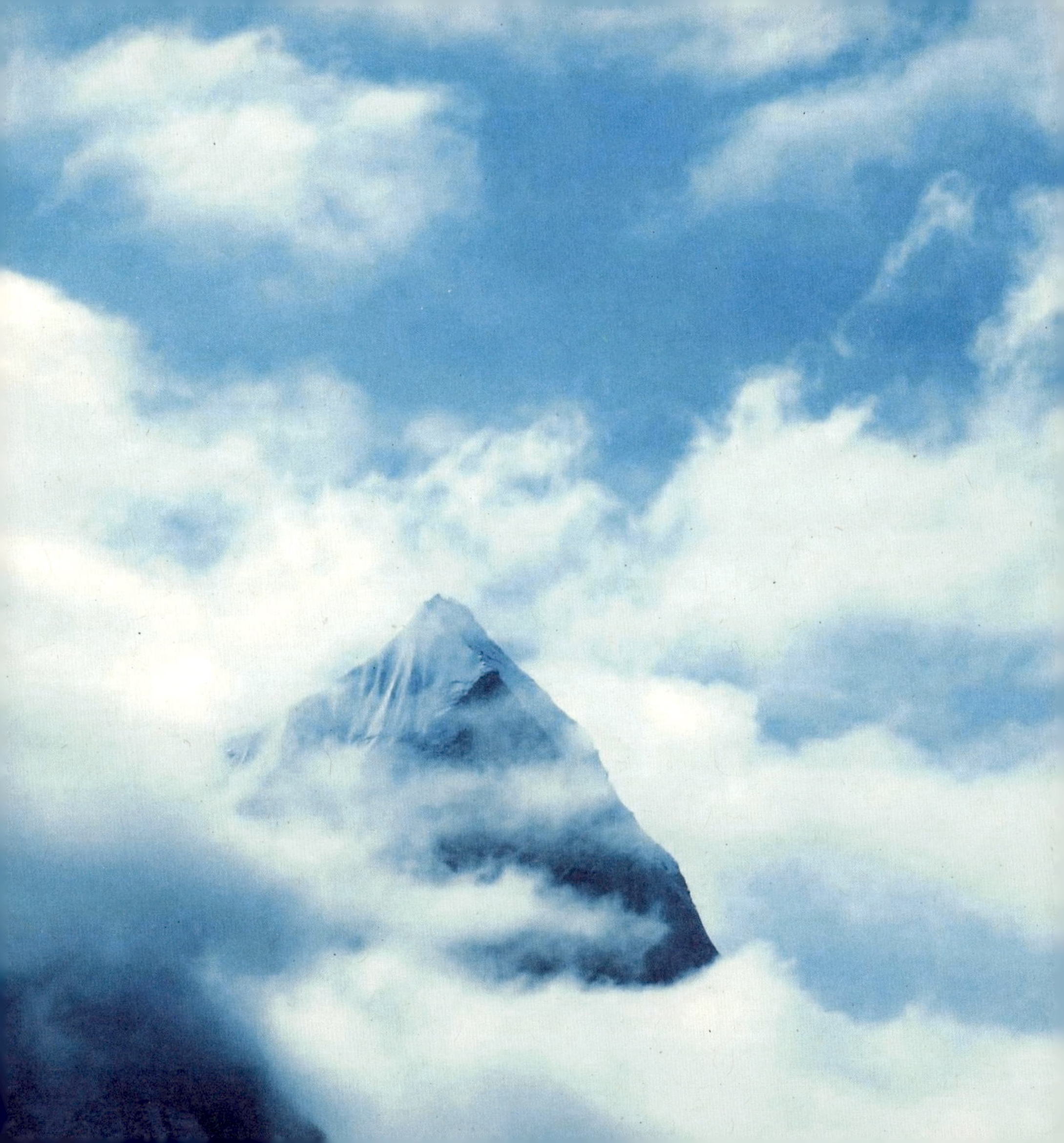

Wählen Sie eine Affirmation, die Sie eine Weile unterstützen soll. Arbeiten Sie mindestens drei Wochen mit derselben Affirmation. Wiederholen Sie diese Affirmation am Morgen beim Duschen oder Zähneputzen drei Mal. Kleben Sie zudem einen Zettel mit der Affirmation an den Kühlschrank oder an den Rand des Bildschirmes Ihres Computers, sodass Sie während des Tages daran erinnert werden und die Affirmation wiederholen.

Sie können sich auch ganz spezifisch auf eine herausfordernde Situation (z. B. eine anspruchsvolle Sitzung, ein schwieriges Telefongespräch) vorbereiten, indem Sie sich davor mit einer Affirmation mental vorbereiten.

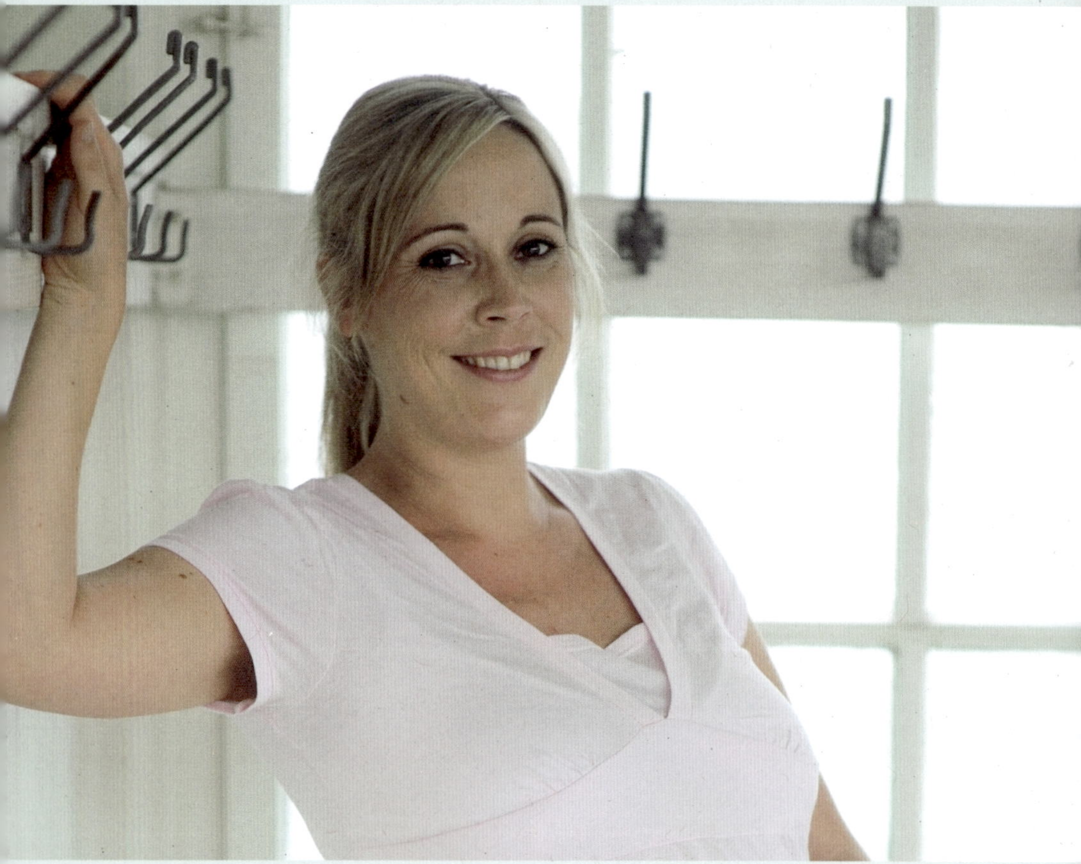

Yoga Nidra bei gesundheitlichen Beschwerden

Wer unter körperlichen Beschwerden leidet, findet durch Yoga Nidra ganz besondere Unterstützung. Sie werden schon nach kurzer Zeit des regelmäßigen Praktizierens eine Erleichterung oder sogar ein Verschwinden von Beschwerden bemerken. Yoga Nidra unterstützt die Heilung von sowohl akuten (wie beispielsweise Fieber, Erkältungen, Blasenentzündungen u. a.) als auch chronischen Krankheiten (Rheuma, psychische Beschwerden u. a.). Dabei steigert Yoga Nidra das subjektive Wohlbefinden und führt eine objektive Verbesserung des Gesundheitszustandes herbei. Es kann als eigenständige Behandlung eingesetzt werden und auch sehr gut mit verschiedenen anderen Behandlungsformen kombiniert werden. Die positiven Wirkungen von Yoga Nidra sind durch mehrere wissenschaftliche Studien belegt.

Gesunde Menschen werden ebenfalls feststellen, dass sie nach einer gewissen Zeit regelmäßig durchgeführter Übungen weniger anfällig für verschiedene Krankheiten sind und ihr Immunsystem durch Yoga Nidra gestärkt wird. So dient Yoga Nidra auch der allgemeinen Vorsorge.

Mit spezifischen Sankalpas können Sie den Heilungsprozess unterstützen. Die Beispiele für die Sankalpas sind Vorschläge zu Ihrer Orientierung. Natürlich können Sie auch ein eigenes Sankalpa wählen oder die Vorschläge umformulieren. Wichtig ist es, dass das Sankalpa zu Ihrer persönlichen Situation passt und Sie anspricht.

Im Folgenden finden Sie konkrete Beispiele dafür, wie Yoga Nidra bei unterschiedlichen Beschwerden die Linderung unterstützt und was Sie beim Praktizieren beachten können.

Konsultieren Sie bei gesundheitlichen Störungen immer auch Ihren Arzt.

ANGST

Angststörungen sind nicht organisch begründete Störungen, bei denen die Furcht vor einem Objekt oder einer Situation oder unspezifische Ängste im Vordergrund stehen. Die meisten Betroffenen können sich nicht erklären, warum sie in bestimmten Situationen immer wieder typische Symptome wie Schweißausbrüche, Herzrasen, Schwindel, Mundtrockenheit, ein unangenehmes Kribbeln und Zucken der Arm- und/oder Beinmuskulatur, Kopfschmerzen und Ähnliches spüren. Eine Angststörung könnte hierfür die Ursache sein.

So hilft Yoga Nidra:
Durch Yoga Nidra kommen Körper und Geist in einen entspannten Zustand. Die Angst wird dadurch schwächer, Gelassenheit als das positive Gegenstück tritt an ihre Stelle. Das Selbstvertrauen wird gestärkt. Neue Perspektiven für den Umgang mit der Angst und für die Gestaltung des eigenen Lebens eröffnen sich.

Das können Sie beachten:
Üben Sie regelmäßig Yoga Nidra und achten Sie dabei speziell darauf, dass Sie sich an dem Ort, wo Sie üben, ausgesprochen wohl und sicher fühlen. Sie können Yoga Nidra gut praktizieren, wenn Sie nervös oder unruhig sind, allerdings nicht im akuten Angstzustand. In diesem Fall warten Sie ab, bis Sie wieder ruhiger sind.

Beispiele für Sankalpas:
- Ich bin zuversichtlich.
- Ich lebe mein Leben mit Freude und Leichtigkeit.
- Ich bin offen Neuem gegenüber.

ASTHMA

Asthma ist eine chronisch entzündliche Erkrankung, die mit einer Überempfindlichkeit und anfallsweiser Verengung der Atemwege einhergeht. Asthma fühlt sich für die betroffenen Personen unterschiedlich an. Trotzdem gibt es einige typische Merkmale wie Atemnot und Beklemmung, pfeifende, keuchende Atmung, Kurzatmigkeit, Hustenanfälle, Angst sowie beklemmende Erstickungsanfälle mit Husten.

So hilft Yoga Nidra:
Yoga Nidra hilft, den natürlichen Atemrhythmus besser zu regulieren, und vergrößert ohne Anstrengung das natürliche Atemvolumen. Dadurch kann der Atem auch im Alltag ruhiger fließen. Zudem lernen Sie Anspannungen im Körper besser wahrzunehmen

und auch selbst gezielt aufzulösen. Häufigkeit und die Schwere der Asthma-Anfälle werden sich dadurch verringern.

Das können Sie beachten:
Achten Sie beim Einstieg besonders auf ruhiges Atmen in Ihrem eigenen Rhythmus, um die Wirkung von Yoga Nidra auf die Atemwege zu verstärken. Praktizieren Sie Yoga Nidra nur, wenn Sie bequem atmen können. Warten Sie andernfalls, bis das Atmen für Sie wieder angenehm ist.

Beispiele für Sankalpas:
- Ich atme frei.
- Mein Atem fließt ruhig.
- Mein Körper ist stark und gesund.

BLUTHOCHDRUCK

Ein zu hoher Blutdruck begünstigt die Entstehung einer Arterienverkalkung. Sie führt im schlimmsten Fall zu einem Herzinfarkt oder zu einem Schlaganfall. Obwohl ein zu hoher Blutdruck am Anfang kaum Beschwerden verursacht, ist eine Senkung notwendig, um langfristig Herz und Gefäße zu schützen.

So hilft Yoga Nidra:
Durch die regelmäßige Entspannung erweitern sich die Gefäße und der Blutdruck sinkt. Zudem steigt die körperliche und geistige Stressresistenz.

Es gilt zu beachten, dass, obwohl sich der Blutdruck während der Übung senkt, die Übung grundsätzlich blutdruckausgleichend wirkt: Personen mit niedrigem Blutdruck bringen ihn auf ein normales Niveau, ebenso Personen mit hohem Blutdruck.

Mit Yoga Nidra kann ein zu hoher Blutdruck günstig beeinflusst werden und die Medikamente können mit der Zeit eventuell sogar reduziert werden. Besprechen Sie das mit Ihrem Arzt.

Das können Sie beachten:
Bei hohem Blutdruck sollte Yoga Nidra über längere Zeit einmal täglich praktiziert werden, gerade auch in hektischen Zeiten. Beachten Sie besonders, dass Sie nach der Übung die körperliche Ruhe mit in den Alltag nehmen können.

Beispiele für Sankalpas:

- Mein Blutdruck ist ausgeglichen.
- Mein Herz schlägt ruhig.
- Ich bin entspannt.

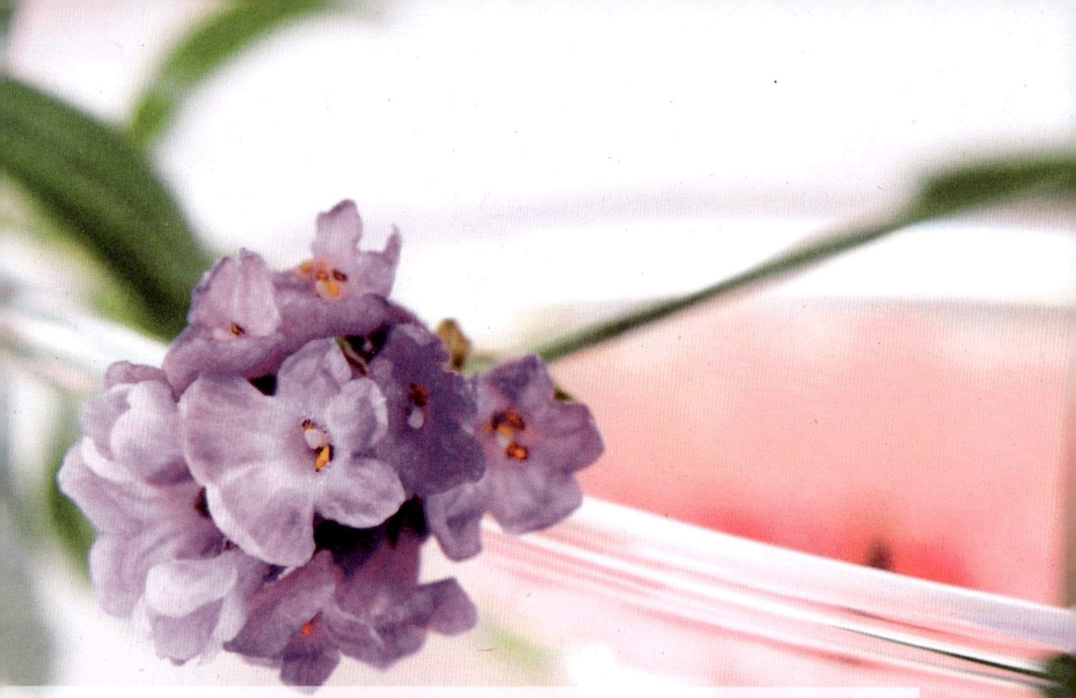

BLUTHOCHDRUCK

René, 44, Unternehmensberater, Bluthochdruck

«Ich habe mich immer sehr stark über berufliche und sportliche Leistungen definiert. Zudem litt ich seit jungen Jahren an hohem Blutdruck, das liegt bei uns auch in der Familie. Seit ich Yoga Nidra praktiziere, hat sich sehr vieles verändert. Ich bin viel ruhiger und zuversichtlicher. In der Zwischenzeit habe ich auch gemerkt, dass ich gar nichts erreichen muss in meinem Leben. Interessanterweise beobachte ich, dass ich seither viel erfolgreicher bin im Beruf und dies, obwohl ich kürzertrete, ist das nicht unglaublich?»

Das Burn-out-Syndrom bezeichnet einen Zustand von totaler seelischer und körperlicher Verausgabung. Die betroffenen Personen sind kaum mehr fähig, die eigenen Leistungsquellen in kurzer Zeit wieder zu aktivieren. Die Erschöpfungszustände werden meist begleitet von Symptomen wie Kopfschmerzen, Schlafstörungen, Verdauungsstörungen, Muskelverspannungen oder Gelenkschmerzen.

So hilft Yoga Nidra:
Durch Yoga Nidra lernen Sie Ihre eigenen Ressourcen besser kennen und das Vertrauen darin wird gestärkt. So können die eigenen Grenzen wieder besser erkannt werden. Zudem wächst das Selbstvertrauen und die eigenen Bedürfnisse können klarer kommuniziert werden.

Das können Sie beachten:
Praktizieren Sie Yoga Nidra regelmäßig bereits vorbeugend in besonders anstrengenden Phasen des Lebens, wie z. B. bei beruflichen Veränderungen, Prüfungen, Familiengründung oder Krankheitsfällen in Ihrem engeren Umfeld. Sie profitieren in solchen Situationen besonders von der regenerativen Wirkung und kommen nicht in einen Erschöpfungszustand. Sind Sie bereits von einem Burn-out betroffen, ist es gut, regelmäßig Yoga Nidra zu praktizieren – ruhig auch zwei Mal täglich.

Wenn Sie nach einer Auszeit wieder in Ihren normalen Alltag zurückkehren, wird Ihnen Yoga Nidra besonders gute Dienste für die tägliche Regeneration leisten.

Beispiele für Sankalpas:

- Ich bin voller Energie.
- Ich meistere mein Leben mit Kraft und Freude.
- Ich fühle mich frisch und erholt.

BURN-OUT
Peter, 42, Informatiker
«Vor sechs Monaten hatte ich einen totalen Zusammenbruch, Diagnose Burn-out. Ich begann Yoga Nidra zu praktizieren. Mein Verhältnis zu meinem Körper hat sich seitdem stark verbessert. Ich spüre, wenn ich müde oder allzu nervös bin, und kann dann angemessen reagieren. In der Zwischenzeit habe ich wieder richtig Freude am Leben.»

KOPFSCHMERZEN/MIGRÄNE

Spannungskopfschmerz ist ein häufiges Syndrom, das fast jeder Mensch mindestens einmal in seinem Leben erfährt. Ursachen können sein: chronische oder akute psychische oder körperliche Belastungen, Muskelverspannungen im Nacken-, Schulter-, Augen- oder Gesichtsbereich, Nervenschmerzen, Wetterwechsel.

Die Ursache und die Mechanismen der Migräne (einseitige bohrende und pulsierende Kopfschmerzen, die anfallartig im Bereich von Stirn, Schläfe und Auge auftreten) sind bisher nur teilweise bekannt. Eine genetische Veranlagung führt unter dem Einfluss von verschiedenen Faktoren (beispielsweise Stress, Ernährung, Hormone, Umwelteinflüsse) zu Gefäßinstabilität, die die Migräne-Attacken auslöst.

So hilft Yoga Nidra:
Durch die körperliche, geistige und emotionale Entspannung fließt die Energie im Körper freier, was weniger Blockaden entstehen lässt. Zudem lernen Sie durch die Yoga-Nidra-Übung Ihren Körper besser kennen und können so Spannungen frühzeitig wahrnehmen. Auch reagiert der Körper weniger schnell und heftig auf Stress. Yoga Nidra wird somit die Häufigkeit und die Heftigkeit der Kopfschmerz-Attacken vermindern.

Das können Sie beachten:
Bei leichten Kopfschmerzen können Sie sehr gut Yoga Nidra ausüben. Praktizieren Sie jedoch nicht, wenn Sie sehr starke Kopfschmerzen haben oder wenn Sie merken, dass eine Migräne-Attacke im Anzug ist. Warten Sie in diesem Fall ab, bis die Attacke vorbei ist.

Beispiele für Sankalpas:

- Mein Kopf ist kühl und leicht.
- Die Energie zwischen Kopf und Körper ist ausgeglichen.
- Die Energie in meinem Körper ist im Fluss.

Bei vielen Frauen treten in den letzten Tagen des Zyklus, vor Beginn der Menstruation, charakteristische allgemeine und lokale Beschwerden auf, die als prämenstruelles Syndrom bezeichnet werden. Dazu können Schmerzen in Unterleib und Rücken, Spannungsgefühle in der Brust, Kopfschmerzen, Schwindel, Blähungen, Gewichtszunahme, depressive Verstimmungen, Reizbarkeit und Energiemangel gehören. Diese Beschwerden verschwinden meist mit dem Eintreten der Blutung, können aber auch in übermäßig schmerzhafte Menstruation (Dysmenorrhoe) übergehen.

So hilft Yoga Nidra:
Anspannung und Stress verstärken die Symptome von PMS: Yoga Nidra wirkt ihnen entgegen. Die Entspannung fördert die Durchblutung des Bauchraumes und löst so die Krämpfe. Zudem lösen sich durch den Ausgleich der Energien die depressiven Verstimmungen auf.

Das können Sie beachten:
Praktizieren Sie Yoga Nidra in den Tagen vor der Menstruation täglich. Achten Sie in dieser Zeit besonders darauf, dass Ihnen während der Übung warm ist. Sie können sich gut auch hinlegen, wenn Sie sich verstimmt fühlen.

Beispiele für Sankalpas:
- Ich bin ruhig und entspannt.
- Geist und Körper sind im Gleichgewicht.
- Alles ist im Fluss.

Schlafstörungen sind Abweichungen vom gesunden und erholsamen Schlafverhalten. Dabei werden verschiedene Arten von Störungen unterschieden: Schwierigkeiten beim Einschlafen, Störungen des Durchschlafens, vorzeitiges Erwachen sowie schlafbezogene Atmungs- und Bewegungsstörungen. Diese Schlafstörungen führen in den meisten Fällen zu Müdigkeit im Alltag und auch zu Angst vor dem Zubettgehen.

So hilft Yoga Nidra:
Die Müdigkeit im Alltag, die durch die Schlafstörung verursacht wurde, wird durch Yoga Nidra gelindert, da der in der Nacht verpasste Schlaf durch Yoga Nidra nachgeholt werden kann. Die allgemeine körperliche, geistige und emotionale Entspannung, die durch Yoga Nidra herbeigeführt wird, hilft zudem, das Schlafverhalten zu regulieren und einen erholsamen Rhythmus zu finden. Die Entspannung hilft auch, die Fixierung auf das Schlafen zu reduzieren.

Das können Sie beachten:
Wichtig ist, dass Personen mit Schlafstörungen während mindestens drei Monaten täglich Yoga Nidra praktizieren. Neben der strengen Regelmäßigkeit ist darauf zu achten, dass immer zur gleichen Tageszeit praktiziert wird (z. B. immer um 7 Uhr oder um 12 Uhr), jedoch nicht nach 14 Uhr.

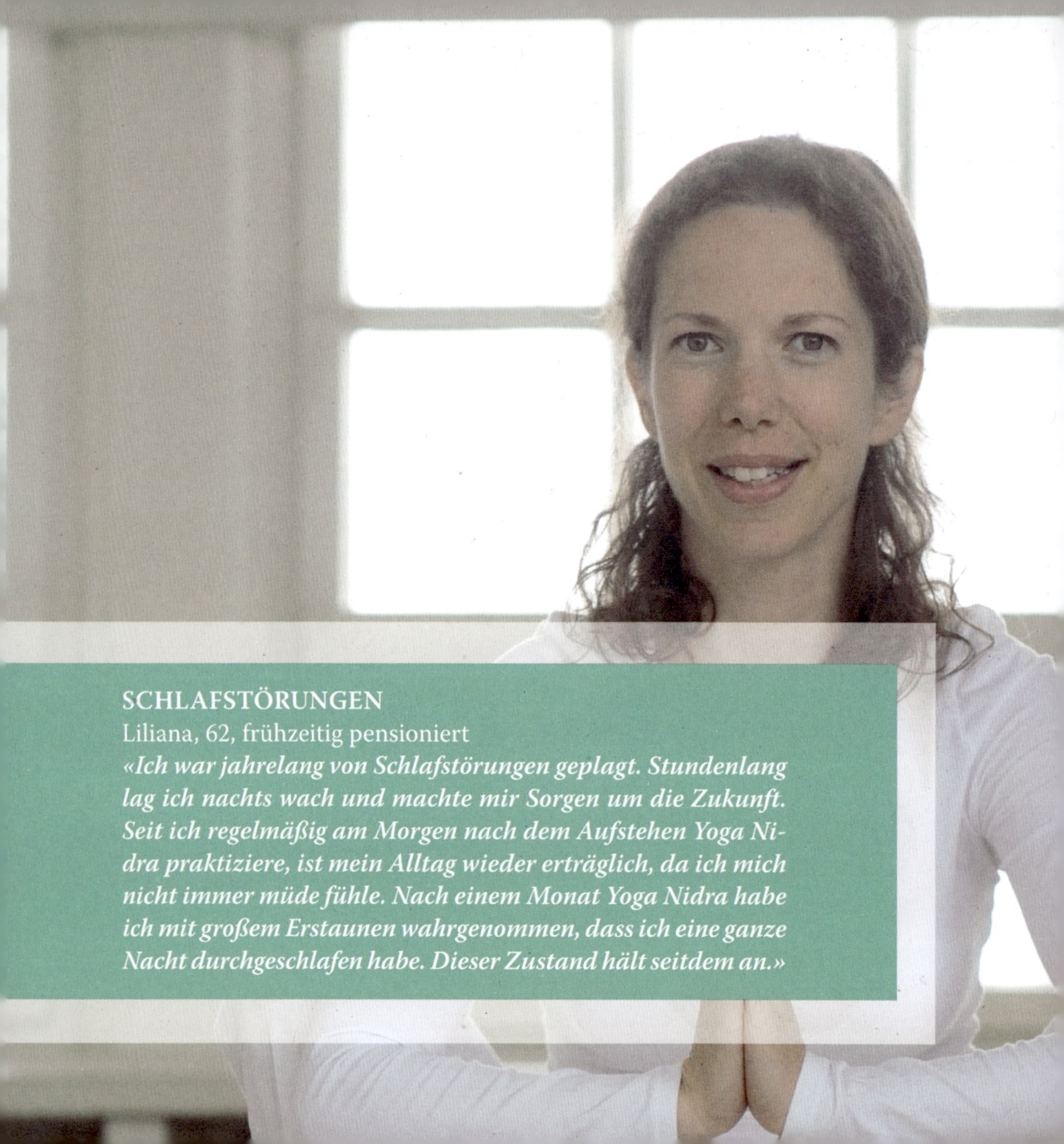

SCHLAFSTÖRUNGEN

Liliana, 62, frühzeitig pensioniert

«Ich war jahrelang von Schlafstörungen geplagt. Stundenlang lag ich nachts wach und machte mir Sorgen um die Zukunft. Seit ich regelmäßig am Morgen nach dem Aufstehen Yoga Nidra praktiziere, ist mein Alltag wieder erträglich, da ich mich nicht immer müde fühle. Nach einem Monat Yoga Nidra habe ich mit großem Erstaunen wahrgenommen, dass ich eine ganze Nacht durchgeschlafen habe. Dieser Zustand hält seitdem an.»

Beispiele für Sankalpas:

- Mein Schlaf ist erholsam.
- Ich schlafe ruhig.
- Ich schlafe ein, wenn ich es möchte.

SCHMERZ

Unter chronischen Schmerzen versteht man über drei Monate andauernde und immer wiederkehrende Schmerzzustände. Im Gegensatz zum akuten Schmerz, der dem Körper als (über-)lebenswichtiges Warn- und Schutzsignal dient, hat der chronische Schmerz seine ursprüngliche Funktion verloren und wird stattdessen zum eigenständigen Krankheitsbild: der Schmerzkrankheit. Je länger der Schmerz andauert, desto weitreichender sind die Auswirkungen für die betroffene Person. Schmerzpatienten sind nicht nur körperlich, sondern auch seelisch schwer beeinträchtigt.

So hilft Yoga Nidra:

Mit Yoga Nidra lernen Sie Ihren Körper besser wahrzunehmen und spüren, wodurch der Schmerz verursacht oder verstärkt wird und wo im Körper der Schmerz sitzt.

Die umfassende Entspannung während der Yoga-Nidra-Übung macht es Ihnen möglich, den Schmerz zu beeinflussen und Spannungen aufzulösen. Yoga Nidra hilft Ihnen zudem, die Angst vor dem Schmerz zu verlieren.

Das können Sie beachten:

Achten Sie beim Praktizieren von Yoga Nidra besonders darauf, dass Sie sich bequem einbetten, nehmen Sie Kissen und Decken zu Hilfe. Sie können die Übung auch machen, wenn Sie die Schmerzen spüren. Finden Sie heraus, ob entweder Wärme oder besser Kälte in diesem Moment lindernd wirken würde und legen Sie dementsprechend ein kühlendes oder wärmendes Kissen auf.

Beispiele für Sankalpas:

- Ich bin frei.
- Ich bin gesund.
- Mein Körper ist entspannt.

SCHMERZEN

Karl, 51, Abteilungsleiter

«Ich war so schmerzgeplagt, dass der Arzt mich für mehrere Wochen krankgeschrieben hat. Es gab Tage, an denen ich fast nicht laufen konnte, so sehr schmerzte mein ganzer Körper. Ich habe so viele Medikamente geschluckt, dass ich zudem unter den Nebenwirkungen litt. Als ich angefangen habe, Yoga Nidra zu praktizieren, hatte ich anfangs keine großen Hoffnungen. Aber die erholsame Wirkung hat mir sofort gefallen. Mit der Zeit habe ich gemerkt, wie die Schmerzen weniger werden; ich habe auch gelernt, die Schmerzen selbst zu beeinflussen. Das hätte ich nie für möglich gehalten. Heute arbeite ich wieder.»

Während der Schwangerschaft muss der weibliche Körper zusätzliche Energie bereitstellen, damit das Baby sich gut entwickelt. Zudem unterliegt der Körper der werdenden Mutter starken hormonellen Veränderungen. Dies kann zu vermehrter Müdigkeit führen. In dieser Zeit können verschiedene körperliche Beschwerden auftreten, wie Rückenschmerzen, Wassereinlagerungen in den Beinen, Kreislaufprobleme.

So hilft Yoga Nidra:
Yoga Nidra vermittelt Sicherheit hinsichtlich möglicher Fragen und Befürchtungen, die während der Schwangerschaft aufkommen können: Wird das Kind gesund sein? Wie werde ich mit der neuen Situation umgehen können? Verändert das Baby meine Beziehung? Yoga Nidra erlaubt es, die Schwangerschaft zu genießen und sich optimal auf die Geburt und die neue Situation mit dem Kind vorzubereiten. Yoga Nidra bewirkt vermehrt Ruhe und Gelassenheit, Eigenschaften, die gerade in einer Schwangerschaft gut sind für Mutter und Kind.

Das können Sie beachten:
Während der Schwangerschaft wird empfohlen, Yoga Nidra bis zu zwei Mal täglich zu praktizieren. Wenn es im letzten Drittel der Schwangerschaft wegen des Gewichts vom Bauch nicht mehr möglich ist, während einer halben Stunde ruhig auf dem Rücken zu liegen, kann die Übung in der entspannten Seitenlage praktiziert werden. Für eine optimale Geburtsvorbereitung lässt sich Yoga Nidra auch sehr gut mit wohltuenden Yogaübungen (Asanas) kombinieren.

Beispiele für Sankalpas:

- Mein Kind ist glücklich.
- Ich bin eine gute Mutter.
- Mein Körper und mein Geist sind stark.

STRESS-SYNDROM

Beim Stress-Syndrom (vegetative Dystonie) ist die Reizleitung im vegetativen Nervensystem gestört. Das vegetative Nervensystem ist das autonome, unwillkürliche Nervensystem, das Phänomene wie Blutdruck, Puls, Atemfrequenz und Verdauung regelt. Störungen der Funktionen des vegetativen Nervensystems führen zu Symptomen wie Nervosität, Unruhe, Reizbarkeit, Schlaflosigkeit, Schwindelgefühl, Kurzatmigkeit, Verkrampfungen der Muskulatur, Herzbeschwerden, Kopfschmerzen, Magenkrämpfe, Verstopfung oder Durchfall.

So hilft Yoga Nidra:
Die Entspannung durch Yoga Nidra führt dazu, dass die beiden Partner im vegetativen Nervensystem – der Sympathikus, der für die Aktivitätssteigerung zuständig ist, und der Parasympathikus, der für die Erholung und den Aufbau der Leistungsreserven zuständig ist – wieder besser miteinander harmonieren. Dadurch werden die körperlichen und geistigen Symptome gelindert.

Das können Sie beachten:
Praktizieren Sie Yoga Nidra täglich, um eine gute Grundentspannung in Körper und Geist zu verankern und diese mit der Zeit zu

erhöhen. Sie können immer wieder über einen längeren Zeitraum das Sankalpa der Yoga-Nidra-I-Übung verwenden: «Ich lebe ruhig und gelassen.» Das ist wirkungsvoller, als die einzelnen Beschwerden jeweils mit einem Sankalpa anzusprechen.

Beispiele für Sankalpas:

- Mein Körper und mein Geist sind ganz ruhig.
- Ich meistere mein Leben.

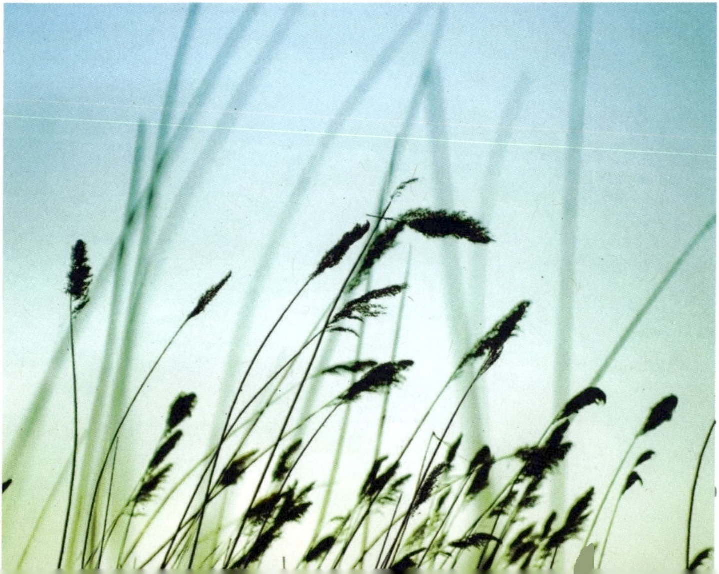

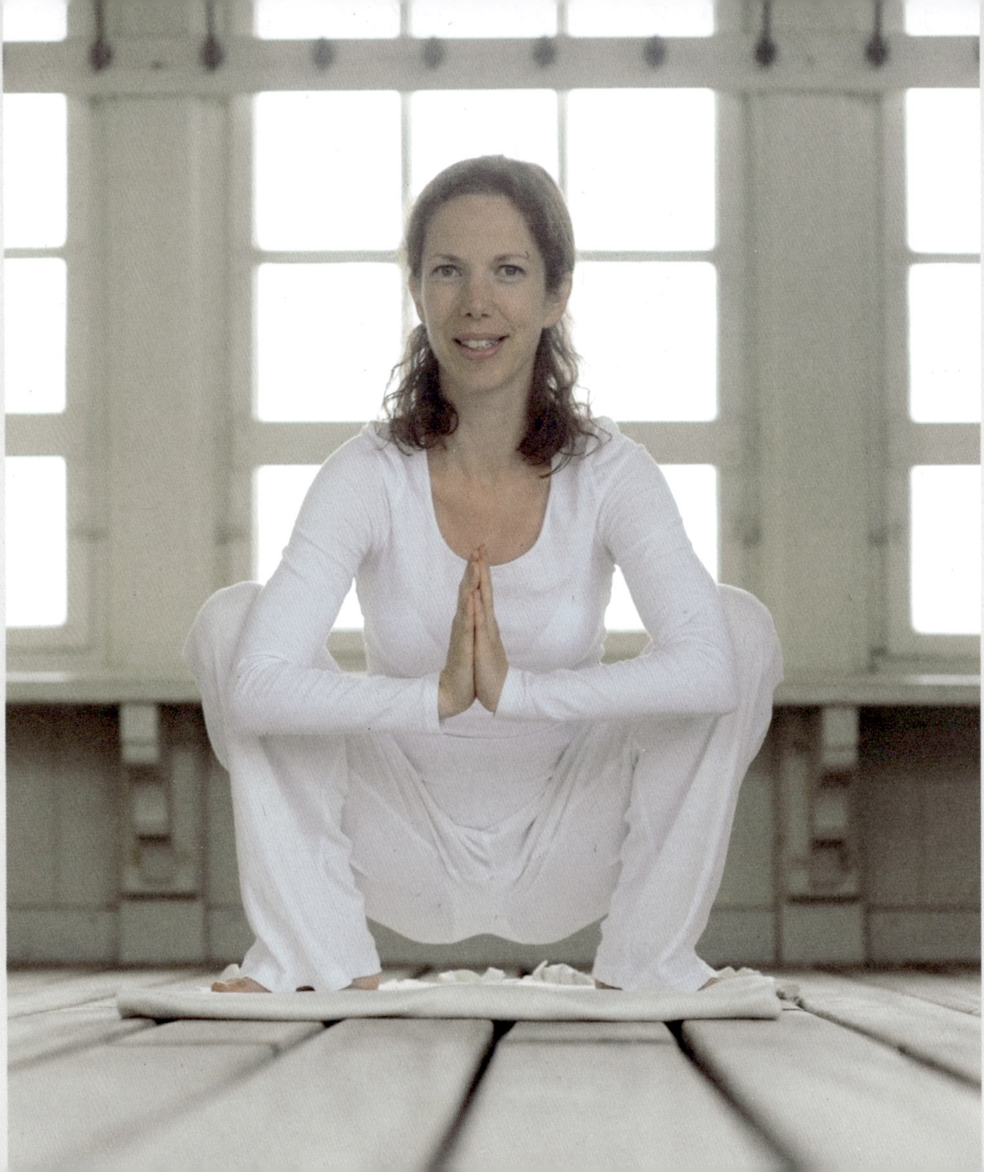

Während der Wechseljahre unterliegt der weibliche Körper hormonellen Veränderungen, die von einigen Frauen als Einschränkung ihrer Lebensqualität wahrgenommen werden. Symptome wie Hitzewallungen, Haarausfall, Migräne, Gedächtnisschwäche, Unruhe, depressive Verstimmungen können auftreten.

So hilft Yoga Nidra:
Yoga Nidra unterstützt Sie darin, Veränderungen – sowohl innerliche wie auch äußerliche – zu akzeptieren. Sie erlangen die nötige Flexibilität, um sich auf den Wandel einzulassen.

Das können Sie beachten:
Sie können Yoga Nidra auch gut praktizieren, wenn Sie sich nervös oder unruhig fühlen. Kombinieren Sie Yoga Nidra mit speziellen Yogaübungen (Asanas) zur Regulierung des Hormonhaushaltes.

Beispiele für Sankalpas:
- Ich bin im Gleichgewicht.
- Mein Körper ist gesund.
- Veränderungen bringen mir neue Chancen.

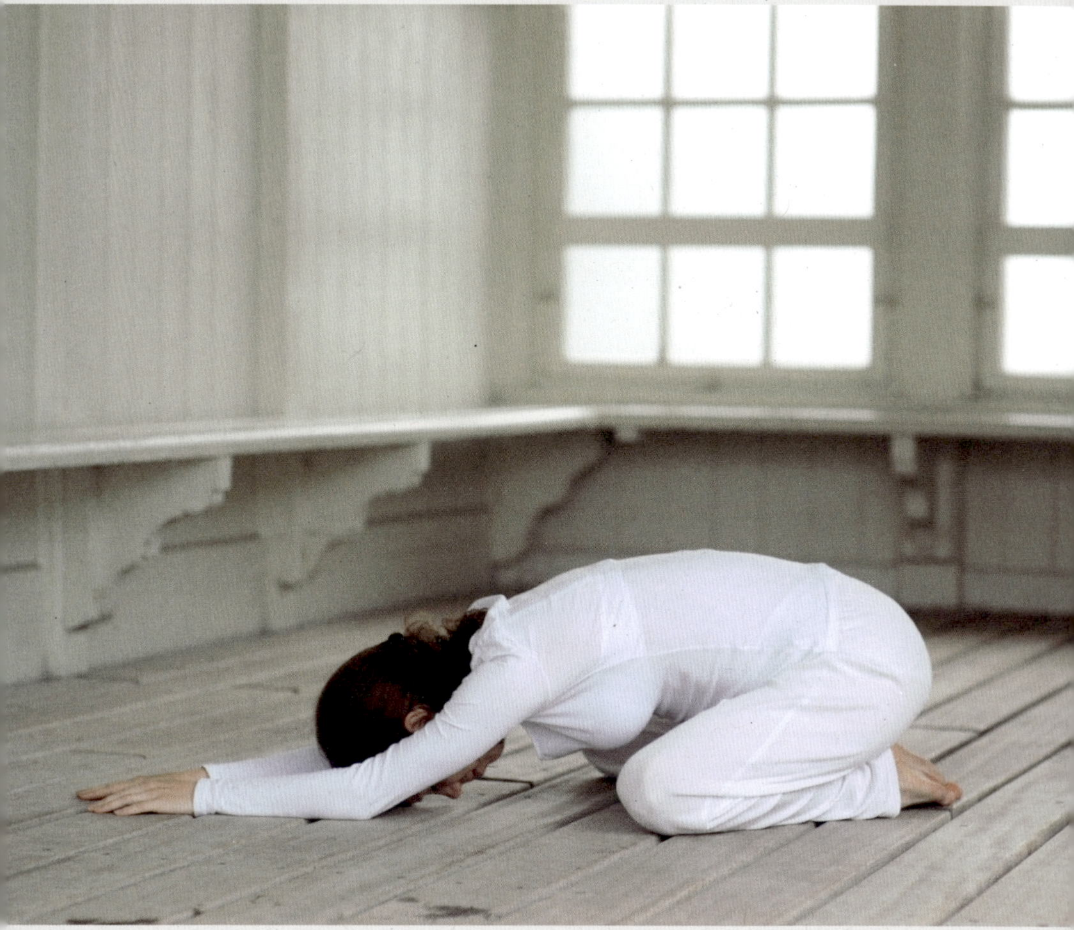

Die spirituelle Dimension von Yoga Nidra

Im Laufe Ihres Lebens sind sicher auch schon das eine oder andere Mal die Fragen aufgetaucht: Wer bin ich wirklich? Was ist der Sinn des Lebens? Was ist Glück? Wie kann ich das Leben in seiner ganzen Fülle leben?

Diese Fragen tauchen vor allem in Zeiten auf, in denen Körper oder Geist geschwächt, unruhig oder unausgeglichen sind. Dann merken Sie, dass Sie vielleicht gerne einen anderen Körper hätten oder andere Gedanken und dass Sie tief im Inneren das Leben eigentlich nicht so akzeptieren möchten, wie es momentan ist. Und doch können Sie es nicht ändern. Was läuft hier schief? Müssen Sie sich mit einem unruhigen Geist abfinden oder dürfen Sie diesen Zustand überwinden?

Genau hier bringt Yoga Nidra eine Entwicklung in Gang, die Ihnen größere Zusammenhänge aufzeigen kann. Die Übung hilft Ihnen, den Zugang zum universellen Bewusstsein zu entdecken, die Intuition einzusetzen und ihr zu vertrauen, in die Domäne der Non-Dualität einzutreten und präsent zu sein im Jetzt. Yoga Nidra gibt Ihnen die Instrumente in die Hand, die Sie benötigen, um die Antworten auf diese Fragen zu finden: Wer bin ich wirklich? Was ist der Sinn des Lebens? Was ist Glück? Wie kann ich das Leben in seiner ganzen Fülle leben?

UNIVERSELLES BEWUSSTSEIN

Universelles Bewusstsein ist das wahre Ich jeder Existenz, das Gegenstück zum Ego. Ihr Geist produziert eine Ich-Instanz, ein Ego, das fortlaufend auf der Suche nach Orientierung, Sicherheit und Identität ist. Diese menschlichen Bedürfnisse geben Ihnen Halt, vor allem in turbulenten Zeiten. Das Ego hält an Dingen fest, die nicht beständig sind, und identifiziert sich mit den wahrgenommenen Objekten wie «Das ist mein Haus, das ist mein Arbeitsplatz, das ist mein Geld» und mit Attributen wie «Ich bin jung, ich bin stark, ich bin intelligent». Es vergleicht sich auch gerne mit anderen Personen: «Ich verdiene mehr als mein Bruder, ich bin hübscher als meine Freundin, meine Kinder sind intelligenter als die Nachbarskinder.»

Sie sind jedoch mehr als nur Ihr individuelles Bewusstsein, Ihr Ego. Es gibt einen beständigen Anteil in Ihnen, der sich nicht mit den wahrgenommenen Objekten identifiziert, sondern losgelöst davon existiert. Das ist Ihr wahres und innerstes Ich, das universelle Bewusstsein. Yoga Nidra unterstützt Sie dabei, sich von der Ich-Instanz, dem Ego, zu lösen und sich Ihrem wahren Ich, dem universellen Bewusstsein, zuzuwenden. Während der Übung werden Sie aufgefordert, einen Schritt weiterzugehen und sich von der Identifikation mit dem Körper und den Sinneswahrnehmungen zu lösen. Dadurch machen Sie direkte Erfahrungen mit dem universellen Bewusstsein. Auch im Alltag werden Sie diesen Zugang immer wieder erfahren. Das führt zu großer innerer Freiheit und einem Gefühl von Verbundenheit mit allem.

INTUITION

Die Intuition als sechster Sinn eröffnet Ihnen den Zugang zum Feld uneingeschränkter, von Raum und Zeit unabhängiger, Informationen. Die Intuition ist viel mehr als nur ein Bauchgefühl, das Ihnen Ja/ Nein-Fragen beantwortet, sie kann Ihnen genaue, detaillierte Informationen über Sachverhalte, Situationen und Personen, zukommen lassen. Sie ist sowohl eine Ergänzung als auch eine Bereicherung des rationalen Denkens. Die Intuition ist jederzeit da, nur wird sie meistens von unseren Gedanken übertönt. Yoga Nidra unterstützt Sie dabei, Ihre Intuition wiederzuentdecken und weiterzuentwickeln und Vertrauen darin zu gewinnen.

Die Übung hilft, das rationale Denken – das zuweilen im Alltag überaktiv ist und dadurch eher zu größerer Verwirrung als zur gewünschten Klarheit führt – zeitweilig auszuschalten und dadurch die Stimme der Intuition wieder besser wahrzunehmen. Wichtige Informationen können – begünstigt durch die Entspannung – während der Übung ungehindert zu Ihnen gelangen. Dies führt zu Selbstsicherheit und Vertrauen in den eigenen Lebensweg.

NON-DUALITÄT

Non-Dualität ist das Erfassen des ganzen Universums als ein großes Ganzes, als Eines. Es ist die tiefe Erkenntnis, dass alles mit allem zusammenhängt.

Oftmals wird die Welt in Kategorien wahrgenommen: Das ist richtig – das ist falsch, das ärgert mich – das freut mich, das gefällt mir – das gefällt mir nicht. Hier bewegt man sich in der Domäne der Dualität. Das Kategorisieren führt zu Anhaftung an positive Empfindungen und zu Ablehnung von negativen Empfindungen. Obwohl diese Kategorisierung und die Anhaftung und Ablehnung oberflächlich Sicherheit und Orientierung vermitteln, geht oftmals ein tiefes Gefühl von Einsamkeit und mangelndem innerem Frieden damit einher. Sie fühlen sich nicht verbunden mit der Essenz des Lebens.

Yoga Nidra unterstützt Sie dabei, die Kategorisierung und die Anhaftung und Ablehnung schrittweise zu überwinden und in die Domäne der Nicht-Dualität einzutauchen. Während der Übung erleben Sie immer wieder Momente der Nicht-Dualität, und mit zunehmender Praxis können Sie während der Übung positive und negative Erlebnisse bewusst durchleben, wodurch Anhaftung und Ablehnung erlebbar gemacht werden. Durch das wiederholte intensive und doch entspannte Durchleben dieser Gegensätze lösen sie sich auf und das Leben wird grundsätzlich als Einssein erfahren. Dies führt zu einem tiefen Gefühl von Einheit und Gleichmut.

Präsenz ist die Verankerung des Geistes im Jetzt.

Das Kategorisieren der Wahrnehmungen führt dazu, dass Sie oft über die Vergangenheit und über die Zukunft nachdenken: Was ist mir entgangen in der Vergangenheit, was habe ich Schönes erlebt? Was bringt mir die Zukunft, wird es endlich besser? Vor lauter Nachdenken über die Vergangenheit und über die Zukunft verlieren Sie den Bezug zur Gegenwart, Sie sind nicht präsent im Moment.

Yoga Nidra unterstützt Sie dabei, Präsenz im Jetzt zu erlangen. Während der Übung lassen Sie Ihre Gedanken los und kehren die Aufmerksamkeit nach innen. Das führt zu einer tiefen inneren Zufriedenheit und Ruhe.

Durch das Praktizieren von Yoga Nidra erkennen Sie mit der Zeit die Essenz der Übung. Yoga Nidra hilft Ihnen, Antworten zu finden auf die Fragen: Wer bin ich wirklich? Was ist der Sinn des Lebens? Was ist Glück? Wie kann ich das Leben in seiner ganzen Fülle leben?

Yoga Nidra lädt Sie dazu ein, diese Antworten auf Ihrem eigenen Weg zu finden und das Leben in seiner ganzen Fülle zu leben.

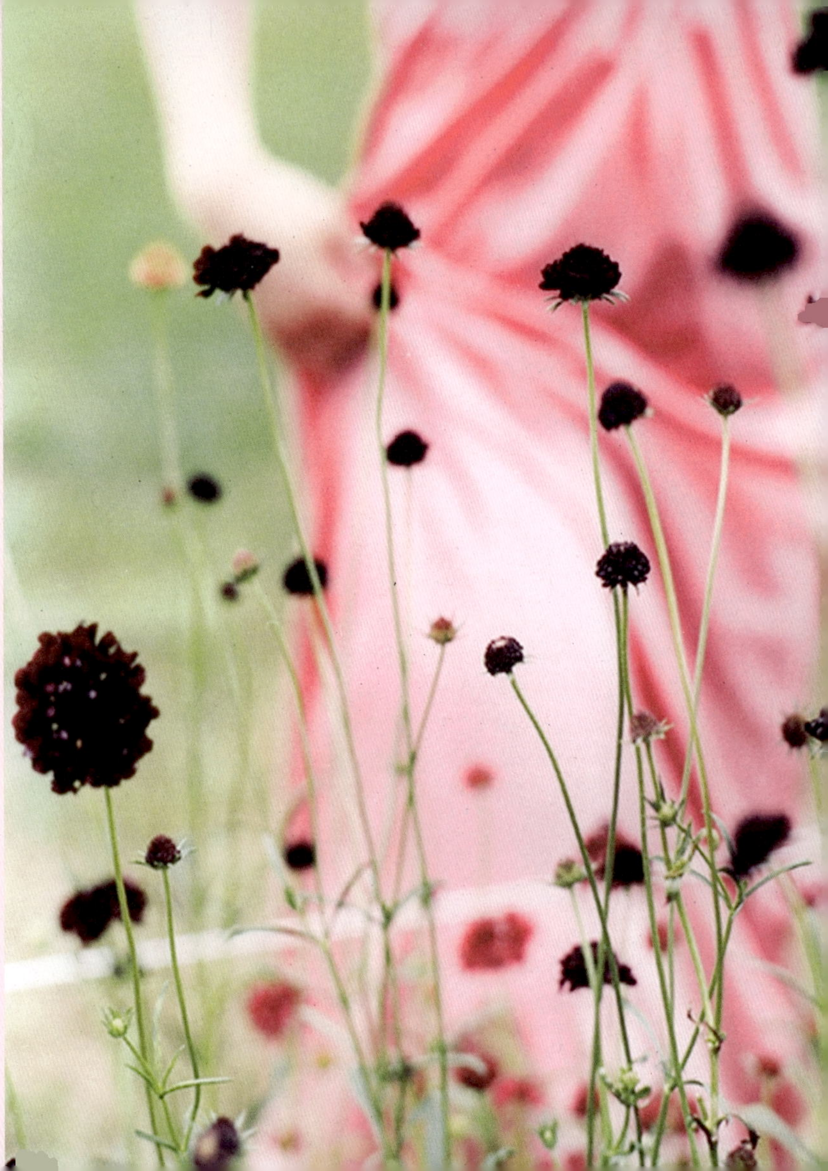

Weitere Übungen für den Alltag

Vertiefen Sie die Wirkungen von und Erkenntnisse aus der Yoga-Nidra-Übung im Alltag, um sich so immer mehr der Essenz von Yoga Nidra anzunähern.

INNERE STILLE

Versuchen Sie, in einer unruhigen Umgebung, z.B. in der Stadt, an einem Fest, während einer Diskussionsrunde, die Aufmerksamkeit nach innen zu kehren und dort die innere Stille wahrzunehmen. Verweilen Sie eine Zeit lang in dieser Stille, ohne zu denken.

Stellen Sie sich anschließend die folgenden Fragen:

- Was löst diese innere Stille in mir aus?
- Wie fühle ich mich dabei?
- Wie nehme ich die Situation danach wahr?

DEN KÖRPER VON AUSSEN BETRACHTEN

Versuchen Sie, während eines Streites oder einer Diskussion Ihren Körper von außen zu betrachten.

Stellen Sie sich folgende Fragen:

- Wer streitet/diskutiert?
- Wie fühlt sich die streitende, diskutierende Instanz dabei, wie fühlt sich die beobachtende Instanz?
- Wie wird der Streit bzw. die Diskussion dadurch verändert?

NON-DUALITÄT

Versuchen Sie nach einer Einladung auf dem Nachhauseweg das Essen, die Gastgeber, die Einrichtung etc. nicht zu bewerten.

Stellen Sie sich folgende Fragen:

- Wie ist es für mich, nicht zu bewerten?
- Welches Gefühl lässt das in mir zurück?
- Welche Empfindungen treten anstelle von Bewertungen?

UNIVERSELLES BEWUSSTSEIN

Beobachten Sie Ihre Reaktionen in einer Situation, in der Sie sich gekränkt oder persönlich angegriffen fühlen.

Stellen Sie sich folgende Fragen:

- Wer fühlt sich gekränkt?
- Wie kann ich das Gefühl des Gekränktseins auflösen?
- Welches Gefühl taucht hinter dem Gekränktsein auf?

PRÄSENZ

Halten Sie in Ihrem Alltag immer wieder einmal inne und versuchen Sie, nur Ihre Präsenz im Moment wahrzunehmen.

Stellen Sie sich folgende Fragen:

- Welche Qualitäten hat diese Präsenz?
- Welches Gefühl löst diese Präsenz in mir aus?
- Was ist der weitere Verlauf der Situation?

Weiterführende Literatur

Swami Satyananda Saraswati. «Yoga Nidra».
Ananda Verlag, ISBN 978-3-928831-25-3

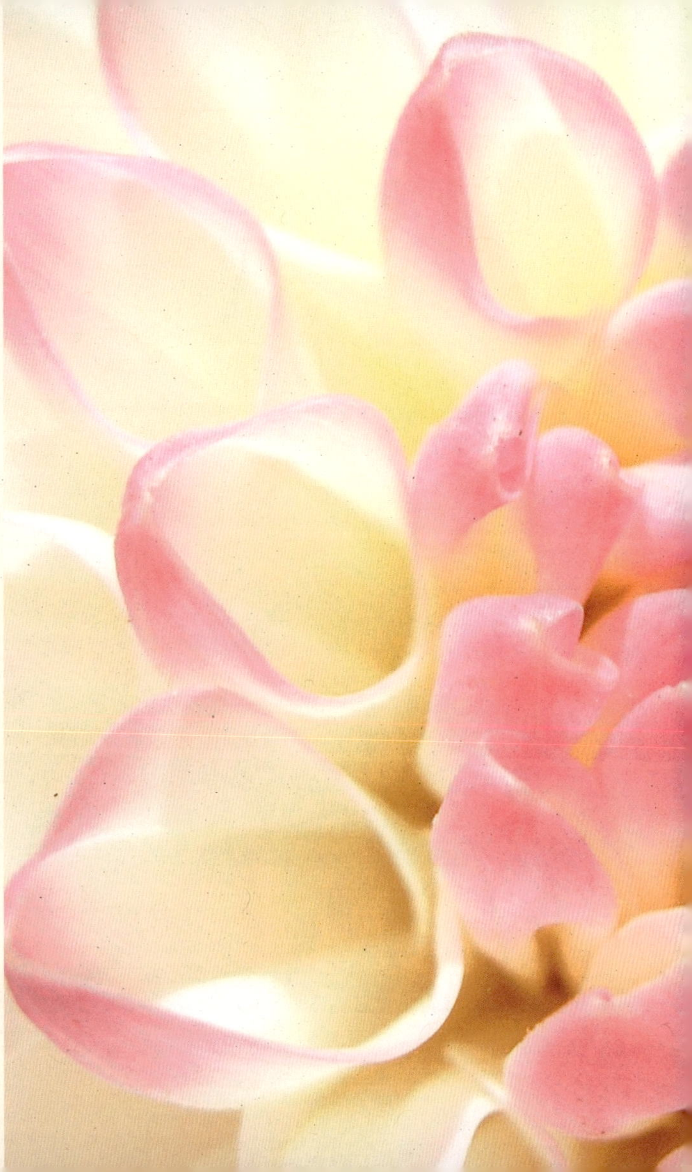

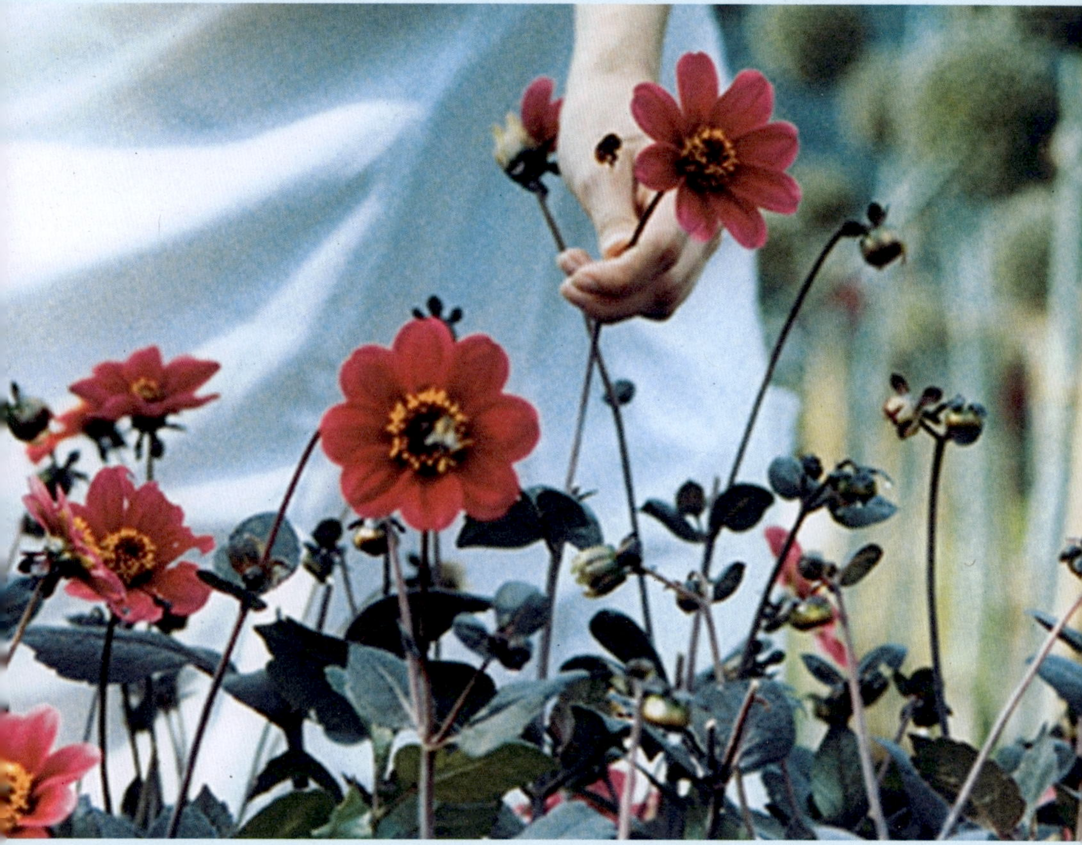

Text Yoga Nidra I

Willkommen zu Yoga Nidra.

Legen Sie sich auf einer Matte auf den Rücken.

Achten Sie darauf, dass Ihr Körper von Kopf bis Fuß gerade auf der Unterlage liegt.

Ihre Füße sind hüftbreit auseinander, Ihre Zehen fallen locker nach außen.

Ihre Arme sind etwas vom Körper entfernt, die Handflächen zeigen nach oben.

Achten Sie darauf, dass Ihre Kleider Sie nicht einengen und dass Sie bequem auf der Matte liegen.

Bleiben Sie während der ganzen Übung bewegungslos liegen.

Schließen Sie Ihre Augen.

Halten Sie Ihre Augen bis zum Ende der Übung geschlossen. Sie werden dann aufgefordert, die Augen wieder zu öffnen.

Atmen Sie tief ein.

Nehmen Sie während des Ausatmens wahr, wie sich alle Sorgen des Alltags verflüchtigen.

Bleiben Sie mit Ihrer Aufmerksamkeit während der folgenden Atemzüge bewusst beim Einatmen und beim Ausatmen.

Es ist wichtig, dass Sie während dieser Entspannungsübung wach bleiben.

Nehmen Sie sich den Vorsatz: «Ich bleibe während der ganzen Übung wach.»

Bleiben Sie einfach bequem und entspannt liegen und folgen Sie den Anweisungen.

Lassen Sie sich nicht von Gedanken ablenken, die in Ihrem Kopf auftauchen.

Wenn Gedanken auftauchen, lassen Sie diese einfach an sich vorbeiziehen.

Schenken Sie ihnen keine Aufmerksamkeit.

Erlauben Sie sich, ganz ruhig zu werden.

Bringen Sie Ihre Aufmerksamkeit jetzt zu Ihrem Körper.

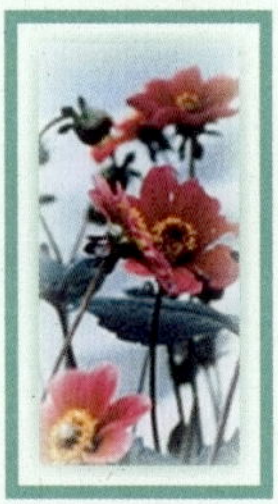

Nehmen Sie die Entspannung und die innere Ruhe wahr.

Fühlen Sie, wie Ihr ganzer Körper entspannt ist.

Fühlen Sie, wie Ihr Körper schwer ist.

Fassen Sie jetzt den Vorsatz: «Ich lebe ruhig und gelassen.»

Sagen Sie jetzt diesen Vorsatz drei Mal für sich auf.

Sehen Sie vor Ihrem inneren Auge auch, wie der Vorsatz auf einem Stück Papier geschrieben steht.

Dieser Vorsatz wird sich in Ihrem Leben verwirklichen.

Beginnen Sie jetzt mit Ihrer Aufmerksamkeit eine Reise durch Ihren Körper.

Bleiben Sie dabei aufmerksam, aber konzentrieren Sie sich nicht zu intensiv.

Bringen Sie Ihre Aufmerksamkeit zu den folgenden Körperteilen:

rechte Hand, Daumen, Zeigefinger, Mittelfinger, Ringfinger, kleiner Finger, rechte Handinnenfläche, Handrücken, Handgelenk, Unterarm, Ellenbogen, Oberarm, Schulter, rechte Hüfte, Oberschenkel, Knie, Unterschenkel, Fußgelenk, Ferse, Sohle, rechte große Zehe, 2. Zehe, 3. Zehe, 4. Zehe, 5. Zehe.

Bringen Sie Ihre Aufmerksamkeit zu den folgenden Körperteilen:

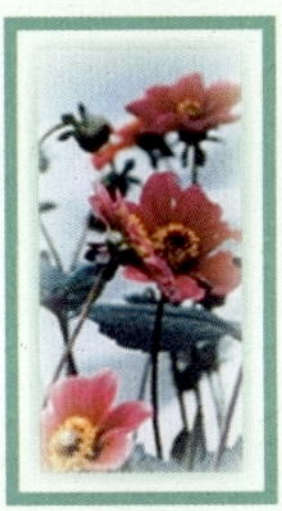

linke Hand, Daumen, Zeigefinger, Mittelfinger, Ringfinger, kleiner Finger, linke Handinnenfläche, Handrücken, Handgelenk, Unterarm, Ellenbogen, Oberarm, Schulter, linke Hüfte, Oberschenkel, Knie, Unterschenkel, Fußgelenk, Ferse, Sohle, linke große Zehe, 2. Zehe, 3. Zehe, 4. Zehe, 5. Zehe.

Bringen Sie Ihre Aufmerksamkeit jetzt zu Ihrem Rücken:

rechtes Schulterblatt, linkes Schulterblatt, Wirbelsäule, gesamter Rücken.

Bringen Sie Ihre Aufmerksamkeit jetzt zu:

Scheitel, Stirn, Augen, Ohren, Wangen, Nase, Mund, Kinn, Hals, Brust, Bauch.

Bleiben Sie wach, aufmerksam und ruhig.

Bringen Sie Ihre Aufmerksamkeit jetzt zu den folgenden Körperteilen:

rechtes Bein, linkes Bein, beide Beine, rechter Arm, linker Arm, beide Arme, Rücken, Bauch, Kopf.

Nehmen Sie jetzt Ihren ganzen entspannten Körper wahr ...

Ihren ganzen entspannten Körper ...

Ihren ganzen entspannten Körper ...

Bleiben Sie wach, aufmerksam und ruhig.

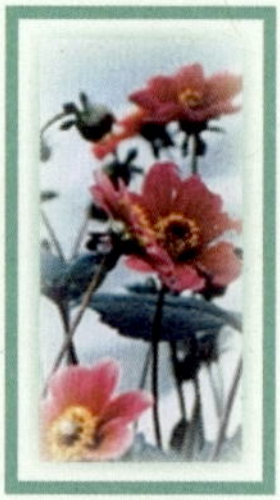

Ihr Körper liegt ruhig und entspannt auf der Unterlage.

Sehen Sie in Ihrem Geist, wie Ihr Körper ruhig und entspannt auf der Unterlage liegt.

Bringen Sie Ihre Aufmerksamkeit jetzt zu Ihrem Atem.

Nehmen Sie wahr, wie Sie ein- und ausatmen.

Verändern Sie Ihren Atemrhythmus nicht.

Bleiben Sie mit Ihrer Aufmerksamkeit beim Einatmen und beim Ausatmen.

Konzentrieren Sie sich jetzt auf die Bewegungen Ihres Bauches.

Achten Sie darauf, wie sich Ihr Bauch bei jedem Einatmen hebt und bei jedem Ausatmen senkt.

Bleiben Sie mit Ihrer Aufmerksamkeit bei Ihrem Bauch.

Beginnen Sie jetzt im Rhythmus Ihrer Atmung von 27 an rückwärts zu zählen.

Einatmen, ausatmen: 27

Einatmen, ausatmen: 26

Einatmen, ausatmen: 25

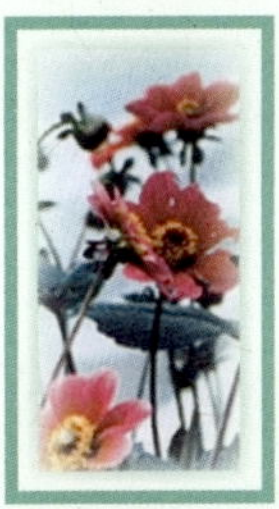

Fahren Sie für sich fort.

Bringen Sie jetzt Ihre Aufmerksamkeit in Ihren Brustraum.

Achten Sie darauf, wie sich Ihre Brust bei jedem Einatmen hebt und bei jedem Ausatmen senkt.

Bleiben Sie mit Ihrer Aufmerksamkeit bei Ihrer Brust.

Beginnen Sie jetzt im Rhythmus Ihrer Atmung von 27 an rückwärts zu zählen.

Einatmen, ausatmen: 27

Einatmen, ausatmen: 26

Einatmen, ausatmen: 25

Fahren Sie für sich fort.

Bringen Sie jetzt Ihre Aufmerksamkeit zu Ihrer Nase.

Achten Sie darauf, wie bei jedem Einatmen Luft in Ihre Nase strömt und bei jedem Ausatmen Luft aus Ihrer Nase strömt.

Bleiben Sie mit Ihrer Aufmerksamkeit bei Ihrer Nase.

Beginnen Sie jetzt im Rhythmus Ihrer Atmung von 27 an rückwärts zu zählen.

Einatmen, ausatmen: 27

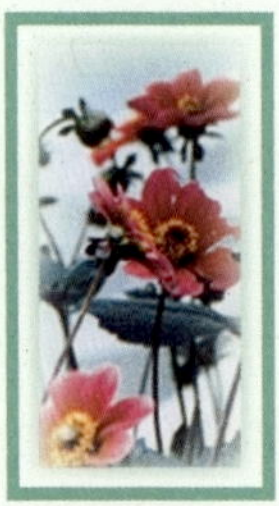

Einatmen, ausatmen: 26

Einatmen, ausatmen: 25

Fahren Sie für sich fort.

Fühlen Sie, wie Ihr Körper ganz schwer ist.

Nehmen Sie jetzt wahr, wie Ihr Körper immer leichter wird.

Fühlen Sie, wie Ihr Körper ganz kühl ist.

Nehmen Sie jetzt wahr, wie Ihr Körper immer wärmer wird.

Stellen Sie sich jetzt die folgenden Bilder in Ihrem Geist vor:

Berg, Baum, Löwe, Blume, Weg, Mond, Kerze, Park.

Wiederholen Sie jetzt drei Mal für sich den Vorsatz: «Ich lebe ruhig und gelassen.»

Dieser Vorsatz wird sich in Ihrem Leben verwirklichen.

Kommen Sie jetzt mit Ihrer Aufmerksamkeit zu Ihrem Körper zurück.

Ihr Körper liegt ganz entspannt auf der Unterlage: Sie atmen ruhig ein und aus.

Lassen Sie Ihre Augen geschlossen.

Beginnen Sie, langsam Ihre Hände und Füße zu bewegen.

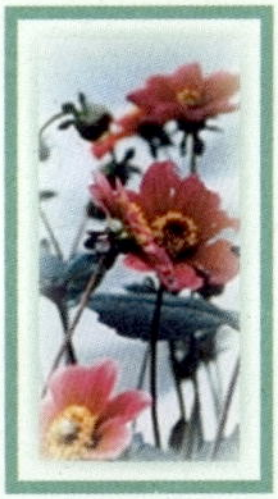

Bewegen Sie auch Ihre Arme und Beine.

Beginnen Sie ohne Eile, sich zu räkeln und zu strecken.

Öffnen Sie jetzt Ihre Augen.

Genießen Sie weiterhin Ihren frischen und entspannten Zustand.

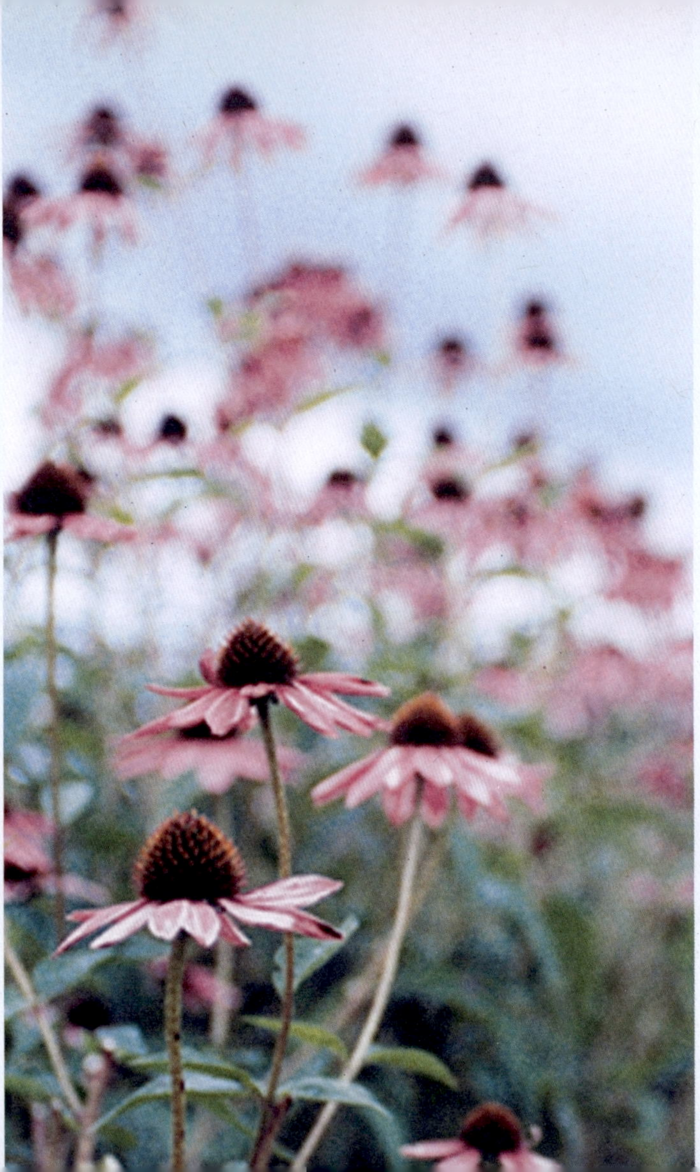

Text Yoga Nidra II

Willkommen zu Yoga Nidra.

Legen Sie sich auf einer Matte auf den Rücken.

Ihre Füße sind hüftbreit auseinander, Ihre Zehen fallen locker nach außen.

Ihre Arme sind etwas vom Körper entfernt, die Handflächen zeigen nach oben.

Schließen Sie Ihre Augen und nehmen Sie die Bewegungslosigkeit Ihres Körpers wahr.

Nehmen Sie einen tiefen Atemzug.

Lassen Sie mit dem Ausatmen alles los.

Werden Sie sich der Geräusche außerhalb dieses Raumes bewusst.

Bringen Sie Ihre Aufmerksamkeit jetzt in diesen Raum und nehmen Sie die Geräusche in diesem Raum wahr.

Bringen Sie Ihre Aufmerksamkeit jetzt zu Ihrem Körper.

Nehmen Sie die Entspannung und die innere Ruhe wahr.

Bringen Sie Ihre Aufmerksamkeit jetzt zu Ihrem Atem.

Nehmen Sie den natürlichen Atemrhythmus wahr.

Sagen Sie sich gedanklich: «Ich praktiziere Yoga Nidra, ich bleibe wach.»

Erinnern Sie sich an Ihren Vorsatz und sagen Sie diesen Vorsatz drei Mal mit voller Überzeugung und mit tiefem Vertrauen für sich auf.

Bringen Sie Ihre Wahrnehmung zu den verschiedenen Teilen Ihres Körpers, Ihr Bewusstsein kreist in Ihrem Körper.

Während sich das Bewusstsein bewegt, wird es zu einem Energiestrom.

Ihre rechte Hand, Ihr rechter Daumen, Zeigefinger, Mittelfinger, Ringfinger, kleiner Finger, rechte Handinnenfläche, Handrücken, Handgelenk, rechter Unterarm, Ellenbogen, Oberarm, Schulter, rechte Hüfte, Oberschenkel, Knie, Unterschenkel, Fußgelenk, Ferse, Sohle, rechte große Zehe, 2. Zehe, 3. Zehe, 4. Zehe, 5. Zehe.

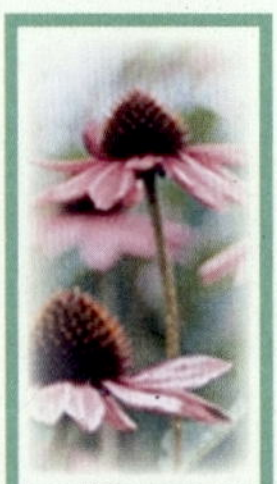

Ihre linke Hand, Ihr linker Daumen, Zeigefinger, Mittelfinger, Ringfinger, kleiner Finger, linke Handinnenfläche, Handrücken, Handgelenk, linker Unterarm, Ellenbogen, Oberarm, Schulter, linke Hüfte, Oberschenkel, Knie, Unterschenkel, Fußgelenk, Ferse, Sohle, linke große Zehe, 2. Zehe, 3. Zehe, 4. Zehe, 5. Zehe.

Kommen Sie zur Krone Ihres Kopfes, Stirn, rechte Augenbraue, linke Augenbraue, Augenbrauenzentrum, rechtes Augenlid, linkes Augenlid, rechtes Auge, linkes Auge, rechtes Ohr, linkes Ohr, rechtes Nasenloch, linkes Nasenloch, rechte Wange, linke Wange, Oberlippe, Unterlippe, Kinn, Kiefer, Hals, rechtes Schlüsselbein, linkes Schlüsselbein, Brust, Nabel, Oberbauch, Unterleib, rechte Leiste, linke Leiste, rechter Oberschenkel, linker Oberschenkel, rechtes Knie, linkes Knie, rechter Unterschenkel, linker Unterschenkel, rechtes Fußgelenk, linkes Fußgelenk, rechte Zehen, linke Zehen.

Kommen Sie zur Rückseite Ihres Körpers: rechte Fußsohle, linke Fußsohle, rechte Ferse, linke Ferse, rechte Wade, linke Wade, rechte Kniekehle, linke Kniekehle, Rückseite des rechten Oberschenkels, Rückseite des linken Oberschenkels, rechte Gesäßhälfte, linke Gesäßhälfte, rechte Hüfte, linke Hüfte, die ganze Wirbelsäule, rechtes Schulterblatt, linkes Schulterblatt, Nacken, Hinterkopf, die Krone des Kopfes.

Ihr ganzes rechtes Bein, linkes Bein, beide Beine, rechter Arm, linker Arm, beide Arme, Kopf, ganzer Rücken, die Vorderseite des Körpers,

der ganze Körper …

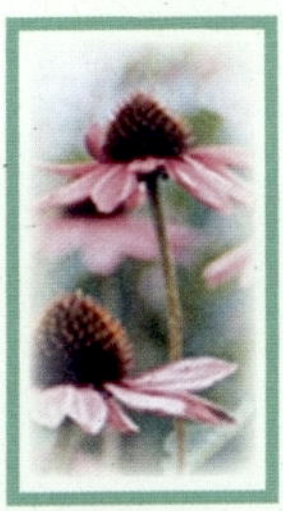

der ganze Körper …

der ganze Körper.

Bitte bleiben Sie wach.

Betrachten Sie Ihren Körper von außen, von Kopf bis Fuß. Sehen Sie in einem imaginären Spiegel, wie Sie auf dem Rücken liegen.

Nehmen Sie Ihren natürlichen Atem wahr, beobachten Sie, wie Sie ganz ruhig und langsam atmen.

Konzentrieren Sie sich jetzt auf den Atemfluss zwischen Hals und Nabel, fühlen Sie, wie sich der Atem auf diesem Weg bewegt.

Wenn Sie einatmen, bewegt sich die Luft vom Hals zum Nabel, wenn Sie ausatmen, bewegt sich die Luft vom Nabel zum Hals.

Beobachten Sie Ihren Atem in den Nasenlöchern.

Der natürliche Atem fließt durch beide Nasenlöcher und trifft oben zusammen.

Er hat die Form eines Dreiecks.

Machen Sie sich ein Bild davon, wie der Atem aus zwei verschiedenen Richtungen aufeinander zufließt und im Augenbrauenzentrum zusammentrifft.

Beobachten Sie weiterhin Ihren Atem in den Nasenlöchern und zählen Sie dabei von 54 an rückwärts.

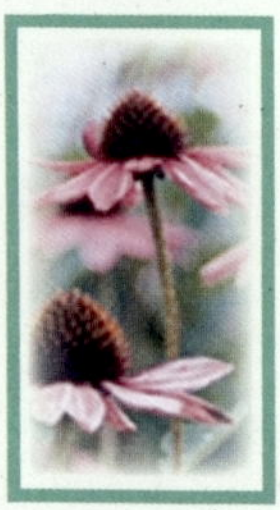

Bitte bleiben Sie wach.

Erwecken Sie das Gefühl von Kälte.

Konzentrieren Sie sich auf Ihre Wirbelsäule und spüren Sie, wie die Kälte Ihre Wirbelsäule hinunterläuft.

Mit jedem Atemzug wird der Körper kälter.

Das Gefühl von Kälte breitet sich in Ihrem ganzen Körper aus.

Erwecken Sie jetzt das Gefühl von Wärme, verteilen Sie diese Wärme im ganzen Körper.

Mit jedem Atemzug wird der Körper wärmer.

Fühlen Sie, wie sich die Wärme vom Kopf bis zu den Zehen ausdehnt.

Erinnern Sie sich an irgendeinen Schmerz.

Versuchen Sie, den Schmerz so aufleben zu lassen, dass Sie ihn deutlich spüren können.

Konzentrieren Sie sich auf diesen Schmerz.

Erinnern Sie sich an ein Glücksgefühl, eine tiefe Freude, die Sie erlebt haben.

Bringen Sie sich dieses Erlebnis noch einmal deutlich in Erinnerung.

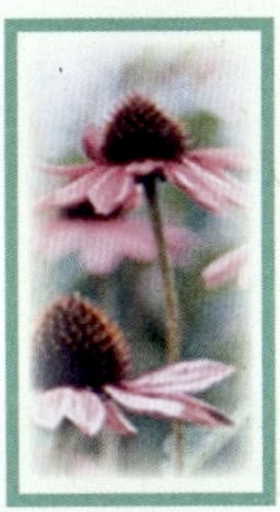

Fühlen Sie es mit Ihrem ganzen Sein.

Vertiefen Sie diese Wahrnehmung.

Bringen Sie Ihre Wahrnehmung jetzt in den inneren Raum, den Sie hinter Ihren geschlossenen Augen sehen können.

Nehmen Sie diesen Raum immer deutlicher wahr, ein unendlich weiter Raum, der sich immer weiter ausdehnt.

Beobachten Sie, wie dieser Raum immer größer wird.

Bleiben Sie wach und beobachten Sie, was in diesem Raum geschieht …

Bringen Sie Ihre Aufmerksamkeit jetzt zum Augenbrauenzentrum, dem Punkt zwischen Ihren beiden Augenbrauen.

Spüren Sie, wie dieser Punkt im Rhythmus Ihrer Atmung pulsiert.

Spüren Sie diesen Rhythmus.

Sehen Sie jetzt die folgenden Symbole vor Ihrem inneren Auge:

Ein nach unten zeigendes rotes Dreieck.

Wellen im Meer bei Nacht.

Eine leuchtend gelbe Sonnenblume.

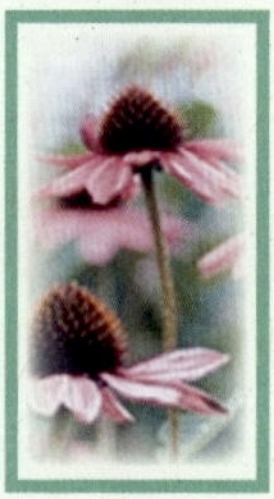

Eine kleine Lichtflamme in einer Lampe.

Ein kristallklarer Tropfen.

Ein leuchtendes Auge.

Ein Feuerplatz mit einem brennenden Feuer.

Wiederholen Sie jetzt Ihren Vorsatz drei Mal.

Kommen Sie jetzt mit Ihrer Aufmerksamkeit zu Ihrem Körper zurück.

Ihr Körper liegt ganz entspannt auf der Unterlage: Sie atmen ruhig ein und aus.

Lassen Sie Ihre Augen geschlossen.

Beginnen Sie, langsam Ihre Hände und Füße zu bewegen.

Bewegen Sie auch Ihre Arme und Beine.

Beginnen Sie ohne Eile, sich zu räkeln und zu strecken.

Öffnen Sie jetzt Ihre Augen.

Genießen Sie weiterhin Ihren frischen und entspannten Zustand.

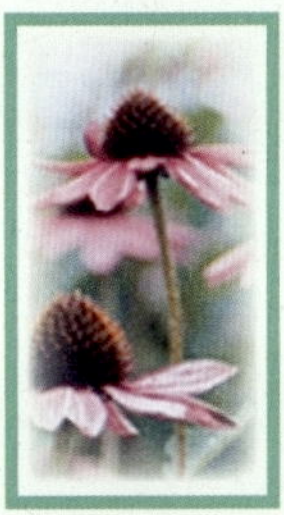

Über die Autorin

Barbara Kündig

Barbara Kündig gibt seit vielen Jahren Kurse, Workshops, Einzelberatungen und Ausbildungen zu Entspannung, Yoga Nidra und Intuition weltweit.

Zudem hat sie das Online-Transformationsprogramm ‚Life Mastery' konzipiert und viele Teilnehmerinnen darin begleitet, ihre höchsten Potenziale zu entfalten und das Leben ihrer Träume zu kreieren.

Sie hat Psychologie sowie Staatswissenschaften studiert, ist Yogalehrerin und Mutter von zwei Kindern.

Sie unterrichtet und begleitet ihre Teilnehmer mit viel Liebe, Intuition, Klarheit und Humor.

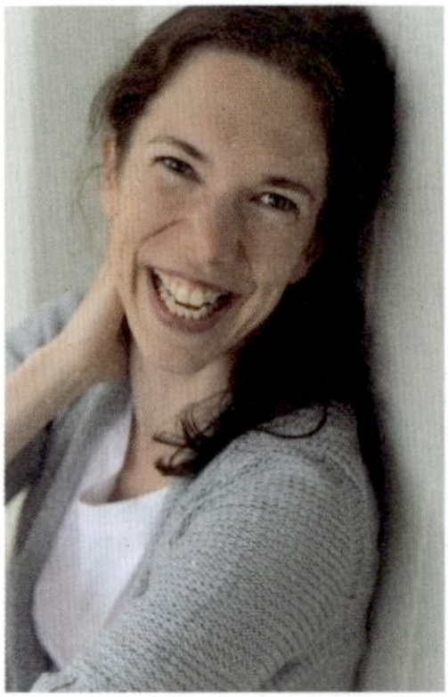

Kontaktiere Barbara unter:
info@barbara-kuendig.ch
www.yoga-nidra.ch

Audiodateien zu den geführten Übungen herunterladen:

https://www.windpferd.de/yoga-nidra-downloads

User: yoga-nidra *PWD:* ekm8eXEL*F88T4

oder ganz einfach den QR-Code einscannen

Liebe Leserin, lieber Leser,

wenn Ihnen dieses Buch gefallen hat, würden wir uns sehr über eine positive und authentische Bewertung freuen. Rezensionen sind ein wichtiges Feedback für uns und ein wertvoller Lohn für unsere Arbeit.

Bewerten Sie direkt über **www.windpferd.de** oder auf der Website Ihrer Lieblingsbuchhandlung.

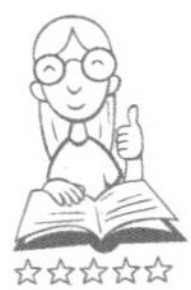

Vielen Dank,
Ihre Barbara Kündig und das gesamte Windpferd Team.

Bücher, CDs und Kartensets von Barbara Kündig im Windpferd Verlag:

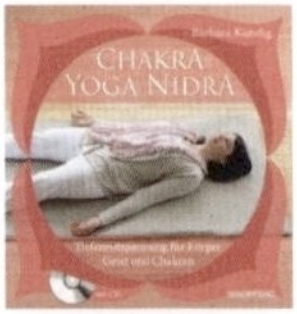

Chakra Yoga Nidra – Tiefenentspannung für Körper, Geist und Chakren
Buch und CD
ISBN 978-3-86410-081-9

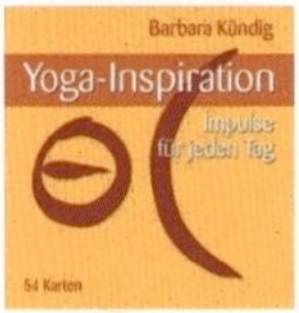

Yoga-Inspiration – Impulse für jeden Tag
Kartenset
ISBN 978-3-89385-665-7

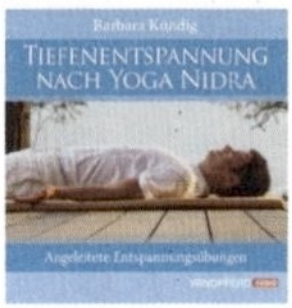

Tiefenentspannung nach Yoga Nidra
CD
ISBN 978-3-86410-001-7

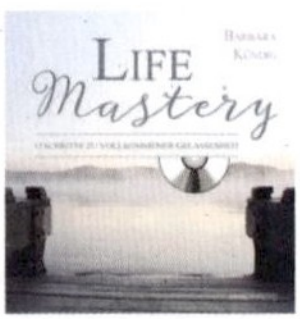

Life Mastery – 12 Schritte zu vollkommener Gelassenheit
Buch und CD; 2018
ISBN 978-3-86410-187-8

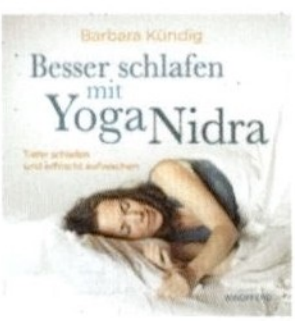

Besser schlafen mit Yoga Nidra Tiefer schlafen und erfrischt aufwachen
Buch und CD - auch als
ISBN 978-3-86410-354-4

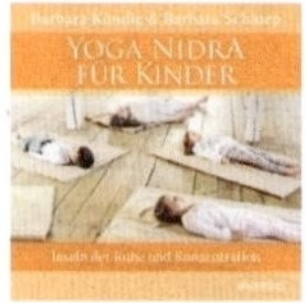

Yoga Nidra für Kinder
Co-Autorin: Barbara Schluep
Buch und CD
ISBN 978-3-86410-098-7

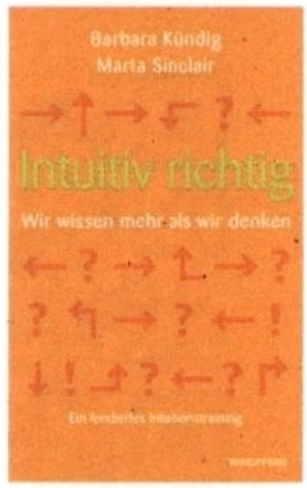

Intuitiv richtig – wir wissen mehr als wir denken
Co-Autorin: Marta Sinclair
Buch und CD
ISBN 978-3-86410-022-2

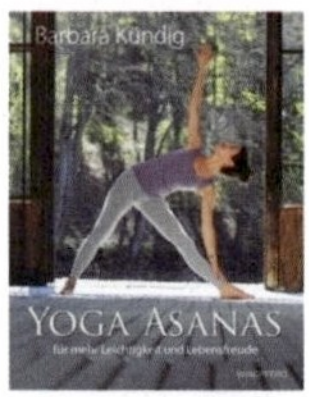

Yoga Asanas für mehr Leichtigkeit und Lebensfreude
Buch
ISBN 978-3-86410-108-3

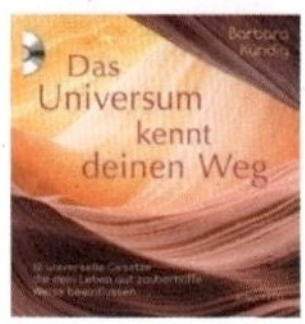

Das Universum kennt deinen Weg
Buch und CD - auch als
ISBN 978-3-86410-226-4